ASCENSION!

对 *Ishayas* 所传授的
Ascension 艺术的剖析

MAHARISHI SADASIVA ISHAM
MSI
著

THE Ishaya FOUNDATION
Publishing Company

1-888-474-2921
www.theishayafoundationpublishing.org

ISBN #978-1-93219208-7

献给我的老师、
我的学生，
及所有献身于真理的人
这系列文章以恳挚的爱写成。

目录

概观：*宇宙观*

Ishaya[1] 传统的定义要从何处开始？

Ishayas 是个古老的修士团，据说传承自若望宗徒。基督给了直接指示，要这修士团保存他的教导，直到第三个千禧年。他们认为当初基督所教导的，根本不是一个信念系统，而是一套机械化技巧，用来转化人类生命，让我们常常觉察和知道内心的完美神圣，那是人人本自俱有的。

人类生命的源头是什么，目标是什么？在醒着状态中，我们的头脑充斥着自相矛盾的思想。完美的生命是不是在死亡之后才可期？天堂是否在遥远的彼岸，「好人」应得的乐土，还是它就近在咫尺——我们当下就能够把现实升华，此时此地就能活在天堂呢？

就在这个世间活得理想，如身在天堂，可能吗？每个思想、说话、动作都是充满着喜乐、爱和生命，可能吗？每分每秒都活在这个上升、Ascend[2] 了的状态，可能吗？你的生命可以变得理想吗？可以自过往失落的创痛和错误的信念得到彻底的疗愈吗？

逻辑上，不先疗愈世界，就不能疗愈个人。没有人可以从人类整体分割出来；所有人都在能量和合力中交织在一起，个人的生活和行为都在其它人身上反映出来。当一个人受苦，在某程度上所有人都在受苦。先哲们认识到这一点，都表达出一个宏愿，最佳的表述大概体现于佛教里面地藏菩萨

---

[1] Ishaya 是梵文，意即「为了基督」或「为了更高意识」(for Isha)。
[2] Ascend/Ascension 的表面字义是升高和超越。

的宏誓：「众生度尽，方证菩提。」字里行间铭记着如此的承诺。如此的爱。可是，他们的理想是不是切实可行呢？

地球真的可能得到疗愈吗？如果要世上所有人先痊愈，个别的生命才可以变得理想，这怎么可能发生？难道这不是个不可能完成的任务吗？可是，假如我们偏要做这件不可能的事，我们是不是孤立无援呢？自古以来，很多最伟大的先哲都提过一个正来临的新世界，那时候，生命里所有问题都会迎刃而解，或都 Ascend 了，全人类都携手为别人寻求至善至美。高不可攀的理想愿景吗？肯定是。可是，这些理想愿景是否也实际可行呢？能办到吗？抑或只是我们的精神领袖和有远见的先人，说出这些好听的话，来启发我们做好一点？

我们仍然有选择吗？近代以前，我们似乎仍有选择。也许在过去的年代我们可以委任我们当中几个人，专注用宗教、神秘学或者科学去治疗所有人，不过，现在这行不通了。就算只是随意看看现时世界的情况，一个无可避免的结论就是：我们不再有选择。我们必须治疗世界，否则我们的生存都成问题。人类这生物在地球上创造出这样一个失衡，我们的民族，我们的世界，或者两者，都可能在几天，甚至几个小时内毁灭。我们有希望吗？这条治疗过程的路上，我们有同伴吗？自然律是站在我们一边疗愈我们，还是毁灭我们呢？就让我们看一下世界的本质，看看有没有一丝希望。

世界一直在变。宇宙恒常流转。当中的稳定性时而变异，也有些地区好像十年如一日，然而，这些都是短暂的。海会枯，石会烂。就连七大洲也像热锅上的冰块一样，在地心岩

浆上面浮来浮去。有一天，太阳都会熄灭；这银河系始终都会迈向死寂，剩下燃烧殆尽的星星的幽幽回忆。

地球的上一代霸主——恐龙，在这片土地横行了几百万年；那时候，人类都未曾出现，它们现在在那里呢？生命*的确*就是改变。

我们的世界一直在变，还越变越快。有些人就凭这一点，认为这世界的创造与维系，并不完美。这个结论看似言之凿凿。然而，那是真的吗？这不是等如说在有些时空内，无限完美的 Ascendant[3] 不存在吗？若然如此，那无限就不是遍在的，或者有一个近乎全能的毁灭性力量，在削弱着无限的本意。也许所有事物都全属偶然，根本没有秩序可言；一切关于 Ascendant 和谐的想法，都是心存希望的市井之徒虚构出来的神话。

这种思路有违逻辑和实际经验，下文将逐步道出个中道理。我们还有另外一个角度看这个世界；另一个角度去看一切生命。

表面看来，改变若不是有建设性的，就是有破坏性的。在我们的宇宙里，*似乎*有两股巨大的自然力量在运作——进化或退化。但仔细观察，每一个消退现象并不是没有目的的，因为它开启出一条道路，让更多和更大的进化可以发生。花蕾破落，鲜花才可以冒出。童年必须死亡，成年才会诞生。

在这个相对宇宙中，这两股无限地相对的力量共同合作，没有什么是办不到的，也确实有着超卓的智慧。有人认为宇

---

[3] Ascendant 的涵义深广，详见第七章《一切万有的源头》。

宙并无意识，然而，当你随意在这个极其复杂奥妙的宇宙，挑出任何一面来看，这个结论则恐怕显得相当幼稚。一万亿个各自拥有平均二千亿颗星星的银河？人体里面五十兆个细胞一律运作得整整有条？大自然就是有如此高超的智慧，如此宏伟。从人类的角度看，自然律确实就像是全知全能，不是吗？

好了，运行宇宙的力量要是全知全能的话，它又怎会用这样毁灭性的手法来对待我们呢？我们不是常被超越我们所能承担的力量压扁吗？我们当中有那一个没有偶然想到，我们的生命在大自然的压倒性力量面前，只不过像挡风玻璃上的小飞虫？大自然力量似乎对渺小的人类生命不屑一顾，不是吗？

外相是个奇妙的魔术师，非凡的欺诈者，叫我们的心灵和头脑相信最荒诞的谎言。我们有多经常用最肤浅的标准去选择衣服、住宅、工作、朋友和伴侣呢？这有问题吗？也不一定。在没有绝对的标准之下，这与拿我们的人格作为妥协并没有多大的分别。假如我们从来未见过太阳，那么选择哪一颗星星来帮助定向就无关紧要了。这不等如说我们不会为自己所认定的主星死战到底。我们可能认为最光亮的天狼星至尊无上，为了保卫这个信念不惜涉入争端；我们或许会说，任何人拒绝跟从最稳定的北极星指引，必遭厄运、永堕地狱；我们也可以就最辉煌的猎户座弄出一大套哲理——不过，太阳一升起，这些建立于星光的信念和哲理又怎么了呢？

　　重点就在于，如果我们以感官带来的感知为标准，企图了解人类在宇宙中的地位和角色的话，我们势必在学习更重要的事物上力有不逮。如何把我们的理解力由感官所摄受的粗糙物质界，调整至宇宙和环球力量的同一层面上，便是内在成长的整个目的的所在。

　　宇宙智能就是那个把个人生命和世界推向完美的大能。它就是无视于外相而介于两个对立的自然界中间，促成所有生命成长的和谐的根源。根据 Ishayas 的传承，我们在地球上的唯一的责任，就是确保自己不要有意地或无意地违背宇宙智能。

　　地球的进化步伐正在与日俱增。世界的振频正迅速提升，快得大部份人可能撑不过这个转换。让最多的人成功过渡这次全球化的意识转化，我们责无旁贷。别当这是个包袱；我们向上提升到光里去，该是个欢欣过程；在这条路上的每一步，不单是每个人的莫大幸福，同时也是世界千亿万人的巨大生命提升。

　　我们手头上还有少许时间，大部份人还有大概十到二十年，这个转换就要完成。是时候了，叫所有和平工作者、所有盼望或已经开悟的人、所有对人类怀有善意的人、所有四方八面的领导人，放下表面上的些微分歧，联合在一起用同一把理解的声音，去赞美万物的根源。这里有一个简单的指导原则：如果我们撒下分歧的种子，鼓吹破坏，在这世界内找寻邪恶（即使寻找的意图只是要删除它！），那么我们便会变成问题的制造者，不是解决者。

　　这个伟大转化正在这个世界中急速凝聚，我们似乎还可以再抗拒它一会儿。但这只是表象。就连这表象也必定快要改变了。所有想去抗拒宇宙智能的人很快——非常地快——便会在这个地球上消失。所有人都会有意识或无意识地，完美地配合宇宙心智来生活。抵抗的人要不就改变，要不就在这里消失。这是我们的将来。好消息是：每一个人内心有所证悟，都会帮助改变所有人的命运。

　　我们当中有些人已经记起，我们是多维度的生物。活在地球上的我们对宇宙心智都是开放的，而宇宙的声音透过我们说话。开悟的副产品，便是渴望为其它仍在迷途的同行者服务。我们恒常的任务，就是帮助每一个人发现内在的宇宙心智。不过，文字只是有限的工具；那超越言语所能沟通的大无量和大无限，才是我们正确的主题。写作，阅读，或聆听演讲都不能扩展我们的意识；扩展意识必须透过直接的和个人的经验才能实现。本书之所以简短却寓意深远的原因就在于此。

　　安全感、平安、快乐、健康和爱等待着学习 Ishayas 传承的 Ascension 的人。你的内心可能已经认出，这个邀请就是为你而发。也许还需要多一点时间，或者多一点能量和知识的交换，你的头脑意识才能明白内心的选择。这本小书是为你而写的；它是写来协助你的理性头脑，去学习你心中老早就明白透彻的事实。这个仓库，尽量拿你能拿的；这口泉水，你能够喝多少便喝多少。如果我们不再遇上，你便怀着这知识给你的祝福，走你要走的路。

　　这一刻，我们就要动手去履行我们的共同命运，急不容缓；这就是这本书的主题。这个世界必须尽快提升到普世的和平，否则很多人会相继无辜受苦、死亡。这本小书解答了很多生命的基本奥秘；任何人怀着开放和纯真的心来读这书，都会发现所言非虚。当这些人从他们美妙、崇高的最内里真实处觉醒过来，地球上所有生命的方向都会因而改变。

　　这些珍贵的知识，是一份和世界分享的无价礼物。

　　我们要跟你沟通，是为了一个明确的目的。很多人跟我们同时来到这世界，是要和我们在一起的；如果你是其中一份子，现在是时候站出来，今后和我们共同进退，为所有人的福祉向着这共同目标努力。

　　抽些时间去找寻 Ishayas，学会这些转化生命的机械式技巧。信念是不需要的——你需要的仅是开放你的心胸，给这些技巧一个机会。如果你做得到这件简单的事，我向你保证：你的生命会以超乎你想象的方式扩展、开花。你将不再妥协，不再活出半三不四或不完整的生命，只有完全开悟意识中扩展的爱和喜悦的自由。

—— *MSI*

献于1995年 Guru Purnimah 上师日

一．解决世间种种问题

要改变世界，先改变你自己。

令这世界变得好一点，想必是每个人的愿望。我们的星球面对数不清的问题，身体的，或精神上的；领袖们尝试解决问题所作出的努力，并不见得是完全可笑，或者完全可悲。考虑到他们心目中所相信的现实，他们已经竭尽所能，做到最好了。一直以来不乏解决世间问题的努力，都是勇气可嘉的，或者在处理个别的有限问题上，某些努力确见成效。尽管如此，几个世纪以来，世界面对的种种难题的深度、宽度和强度只有增无减，到今日，人类和整个生物圈的平衡已在摇摇欲坠。

罗马人把迦太基一把火烧光，迦太基人苦不堪言；罗马军队把耶路撒冷夷为平地，并把以色列人拘禁起来，惨无人道；欧洲人渡洋西移到美洲大陆，把美洲土人蹂躏得体无完肤；可是，今天我们似乎狠下心要摧毁整个世界。

因为人类的无能，非洲的肥沃土地被撒哈拉沙漠吞噬，这是个悲剧；然而，今天每过一秒钟，我们的热带雨林便少了一个足球场的面积。算起来，每年相当于一个宾夕法尼亚州面积的雨林被烧毁，变成草原，这不但永久地毁掉了那些天然的草本药物，还一刀一刀割在为这个为地球提供最多氧气的「绿肺」上。

我们都享受过石油、汽车、冷气带来的好处，可是臭氧层一直都在受损。似乎过不了多久，无论什么时间什么地方，走出街外，就有致命的危险。

　　特效药大大减少婴儿的夭折率是我们的一大成就，可是今天我们有超过三亿同胞在生存的边缘挣扎，连最低限度的营养水平也达不到。三亿的同胞正在挨饿，营养不良。今天晚餐你吃了什么呢？

　　任何人尝试解决上述任何一个问题，或者其它千万个人类面对的问题，都是在干好事，是值得嘉许的。可是无论现在或以后，只着手解决人类现况中一个问题，甚至几个相关的问题，都是远远不足够的。我们可以将酸雨、臭气层损耗、持续污染的大海、河流、湖泊都归咎到科技过度使用，可是，这样依然不会触及最深层底下的问题根源。道理很简单。我们可以尝试解决一大堆问题，*但当我们仍不知道我们所作所为的后果时*，很多时我们只会制造出更多问题，适得其反。当我们使用有限的心智时，障碍会不断地变种，就像病毒遇上最新研制的特效药一样。在我们能改掉那思路上的基本谬误之前，一堆堆新的、更棘手的问题只会层出不穷。

　　在我写作的小屋旁边有一块空地。一年前这片地还是绿草如茵，养了十几匹马儿。如今建了三十幢房子；还有十五幢会在六个月内落成。站于无言土地的立场，这肯定就像癌细胞扩散一般。房屋发展给这片土地带来什么用处呢？曾经，有机的生命在这里和谐共存，如今有的是混凝土，柏油路，混乱，死亡。话虽如此，这里的新居民，对这片相对地便宜的住宅地，是心存感恩的：因为有很多年轻的家庭是第一次逃出公寓，体验做私人物业的业主。再过三十年，这一带肯定又变得宁静，甚至冷清，街道两旁围着高大、肃穆的橡树和枫树。

　　我还记得小时候住在西雅图，到离家不远的山脚下，爬一棵高大的老树桩——树桩比我高一倍，树围是树高的四倍。那树桩矗立在一块四十亩的空地中间，我们叫它做「沼泽」。其实那片地也不算太像沼泽，至少它不比西雅图任何其它地方湿软。但是，叫它做「沼泽」却为我们的小时候添些黑色神秘。五十年前，我怀着敬畏与惊叹的心情走入「沼泽」。那里有一大片西洋红杉和洋松。再一百年前，华盛顿州西边的常绿植物又高又茂密，要是时光倒流，任何人回到那里，都会以为走进了地球上最美丽的公园。照美国土著看来，这简直就是个悲剧！当「沼泽」被移平，换上停车场的沥青地和商场的塑料、钢铁建筑，对我们的弱小心灵而言，这小悲剧也是一样痛彻心脾。然而，这几所近在脚边的商店，的确是年长邻居眼中的上天恩典。

　　我记得九岁的时候，曾经和家人一起找寻一间祖屋。找不着——它已经不在原址了，如今只剩下些回忆，换来的是高速公路的出口坡段。那间祖屋就在华盛顿州东面一块小麦田的中央！那是很大的损失，真的——不过每天都驾车赶着回家的人大概不这么想吧。

　　到底怎样才是一个问题？从一个角度看是灾难，另外一个角度看却是恩赐。好了，就算找到一些大家都公认的问题，也不会都认同同样的解决办法。就算所有人都认同若干问题和解决办法，也无从保证解决办法一定有效。就算所有人都毫无疑问地相信太阳围着地球转，我们的星球和其它星星大概也不会改变轨迹。现实不是民主的！无论我们有多想其它

人相信我们所珍爱的梦想世界，除了在我们自己心中，那幻想对谁也不会成真。

　　不要以为我在主张，说任何解决问题的努力都是错的。任何需要做的事都应该要完成。我要说的是，我们的解决办法从来都不是很有效，因为我们从来没有对准那个导致所有问题的根源来下药。*我们怎样去转化自己的行为，使它们全然支持生命呢？*

　　直到我们正视这个基本问题，才有望可以解决人类现况中成千上万的难题。要怎样做呢？

一个理想的人

　　当我们着眼于相异之处时，就只会看到相异之处。当我们透过双眼往外看，看到的是极其复杂和多样化的世界。如果我们一次只针对一个问题，那么想改变外在世界是相当困难的，甚至办不到。这就是机构成功的原因——一百人能够完成的事，比一个人能做的多许多，即使那一个人比一百人里任何一个都要有效率和能干也好。一个人要同一时间承担一百个人的任务，在生理上是不可能的。

　　此构成了阶级：因此创造了文明。

　　个别员工所负责的部分对整体生产有何贡献，他也许毫无头绪；一个公民可能根本都不认识他自己社会的本质是什么，为何有秩序，但这并不会拖累整体社会有效运作。一个组织，管它是一只牛，一间公司或者一个国家，要怎样才能畅顺运作呢？组织里面每一个构成部分，每一个成员都必须

做好各自的工作。一个组织的健康有赖个别成员的健康。这是普世真理，无论我们谈的是一个器官和它的组成细胞，还是一个文明和它的公民，都是如此。谁能挽救一个细胞正在垂死的心脏？谁又能拯救一个国民道德日渐败坏的国家？

好像说得过于简化，过于明显，要实际做起来却完全办不到。或许你会说：「当然，你的论点很清楚。如果要解决世界的问题，就要从个人的问题下手。孔子也说过：『君君，臣臣，父父，子子……身修而后家齐，家齐而后国治，国治而后天下平。』这明显不过了。如果我的身、心、灵都是健康的，那你就推论我的社会都是健康的。如果我不给这世界制造麻烦，那世界的问题就会终止。可是，你说的实在是太简化了。好了，就算我循规蹈矩，我的兄弟某甲又怎样？我丈夫某乙又怎样？我的孩子呢？街上的某丙呢？各大机构呢？银行和借贷业呢？军火工业呢？恐怖份子呢？或者我手头名单上的『坏蛋』呢？他们依旧会破坏世界，一如以往。那么，你的提议有什么价值呢？这样的想法在现实世界是行不通的。」

是的，我必须要同意你。改变世上所有人，叫他们变得完美，不做任何伤害自己或者世界的事，要在任何合理时间内实践这想法，的确相当困难。就算只是分辨出哪些日常行为会害己害人，都会演变成无止境的争论。在超市里柜台处最简单的一个问题，就让那解不开的古老难题显得像小儿的游戏。「纸袋还是胶袋？」收银员友善地问。我们怎样回答？砍杀一棵树，还是使用不能再生，不能分解的资源呢？你选

哪个？你的选择对你自己，对世界重要吗？这事情压根儿值你伤脑筋吗，还是只是一时无谓的多心想多了？

　　醒着状态中典型的问题症结，在于人不可能确实地知道*任何事*。我们现在和未来都不可能知道一个行为的所有后果——包括任何行为，甚至最基本的行为在内。那么，为何不妥协地度过一生？结果人们都为了方便而牺牲了人格的完整。何必要与众不同？

　　就是因为这个议题，令很多哲学家下了一个结论，认为道德或行为均没有绝对的标准。面对这两难情况，很多人决定不去深究，而让其它「权威」人物告诉他们该做些什么，相信些什么。缺乏了绝对的标准，这些领袖或许有，也或许没有任何淑世之言。但在他们中，有不少人有技巧能使人对他们言听计从。

　　要改变世上所有人，似乎是办不到的。*幸好，这不是你的责任*。你并无责任去改变你的国民，你的邻居，你的朋友，甚至你的家人。整个宇宙里，你只有责任去改变一个人！你知道这个头号重要的人物是谁吗？你知道是谁创造出和维系着你的私人宇宙吗？好消息和坏消息刚好是相同的——那个人就是你。那个掌握着你的生命和命运的人不是别人，正是你自己。你完完全全按照你的意愿创造了你目前的际遇。或许一路以来你的选择都是无意识的，或许你一直所知有限，但是那些日子已经结束了。既然一切都是你的创造，你可以选择用任何方式从头做过。

　　也许有一些人在努力地帮其它人改变，但这你不用操心。你不用知道全盘计划；你根本不用了解整个运作。连你自己

在这个大计划中担当什么角色，你都不需要知道。都是不需要的！好好过你的生活，你要做的就只有这一件事，世界自然会围着你转变。这是有保证的，绝对有保证。如果你内心的灯光不灭，黑影将会从你的世界飞逝而去。

拯救世界，多么困难。改变自己，多么确实可行。净化你自己的心灵，世界的心灵也因此而得到净化。

处于醒着意识状态下，我们对宇宙的洞察力是舍本逐末，完全逆转的。在醒着意识状态下，我们通常以为向外的行动较有效：我们认为行动比说话更有力，而说话又比思想更有力。举例说，我们会因此而不开口说出不满，把话憋在心里，任由它化脓；直到它爆发出来，威力远比当初没有做出来的行为来得更具破坏性；或者直到它夺去我们的生命。这种生活是颠倒逆行的，是破坏性的。它不会为我们带来疗愈，却使每件事变得更加复杂。

一个人的思想足以改变一个世界。要治疗世界，确实需要一个理想的人。这人已经出生了，他有一个名字和他的个人小史。他的生日就是你的生日，他的小史就是你的小史，他的名字就是你的名字。这个理想的人便是你。

我们的影响力远超我们的想象。我们每一个情绪，每一个思想，每一句说话，每一个动作，都在改变我们的生命，都在改变我们的宇宙。

二．改变生命

千里之行，始于足下。

我们怎样看，怎样理解人类的情况，视乎我们的经验。在醒着意识状态中，我们认为自己和其它人，在时空中是分隔开的，是各自独立的。就因为这信念和看法，我们便推论说，要深深的影响其它人的思想行为是很难办到的，甚至是不可能的。我们相信，若不用上大量时间、精力和恒心毅力，就不足以成功地改变他人。

这想法是我们日常感官经验的后果。可是，我们的感官分分秒秒都在欺骗我们。事实上，我们可以完全毫不费力地改变自己，甚至在这星球上过去、现在或将来的所有人。如果你觉得这观念奇怪，那是因为我们习惯了认为自己是直线性和有限的生物，在能力和身体机能上受到严格的限制。

当我们想起民族里面的伟大灵魂、圣人君子时，一般都会认为，他们的行为*就是*他们的成就。其实，他们的真正成就却是在心内建立了证悟的实相；外在行为只不过是他们的外衣。一块布的材料也许很名贵，图案也许很精致，颜色也许光鲜夺目，可是，相比穿起它的无价身躯，却是一文不值的。

一个民族随着它的集体意识发展而演进。人类的信念就像数学中常见的「钟型」曲线：

所有改变的起首皆由一个人开先河。首先，实际上，可能所有人对有改变在发生这事实都不知不觉，然而其影响却会与日俱增，自然就由第一个人扩展到所有人。这是个自动的

过程；那个发起改变的人，如果想做些什么去催化这个过程，是不需要的：那是出于好心，但却是多余的。

思想并非只隐藏在我们心内。一般我们都认为是这样：我们相信（和希望！）一些思想和信念是私人的，是秘密的，全宇宙只得自己知道。这是幻觉。每一个思想都影响了所有时空之中的每人每物。正因如此，要改变世界变得出奇地容易：我们只要改变一个人。当我改变自己，所有人都能得益。你能够给你所爱的人最伟大的礼物，就是自己作个榜样，把生活实践出来。

即使你未能够接受这概念引申的全部可能性———即是你个人的进步会令所有人都进步———毫无疑问地，为了自己，你一定希望改善自己的生活。可幸的事实是，这并不难办到。事实上，是极容易办的。如果有谁表示改变是困难的，毫无疑问，他是用个人经验说这话———而那经验必定以一个信念作为基础，认为有益的改变是很难做到的。事实上，只要有恰当的指导，有益的改变是极容易出现的。没有任何生理上、精神上、情绪上或者灵性上的问题，不能毫不费力地被解决掉。Ascension 技巧就是为辅助这个由内而外的治疗过程而设计的。

我们一般认为某些问题是大问题，比其它问题更难解决、更复杂。可是照无限智慧的角度看来，所有问题都是一样的。只是因为我们用有限的头脑去理解，才会看出不同。所有生命里的问题，都可以用完全一样的方式解决———而那方法是不费气力的。要活出更多的无限智慧从来不曾是困难

的，现在不会，将来也不会。更贴切地说就是，去完整和彻底地活出无限智慧是从来不难的，现在不会，将来也不会。

迈向这目标的第一步，就是确认这是可以办到的。我们一日不相信某事情可能办到，那事情将仍然是不可能的。一旦我们看清楚我们*有可能*活出更多时，自然地，那个要成为更多的愿望，就会主导我们的思维。

第二步是承认我们当前所在的位置。大部份人都习惯否认*此时此刻*的经验。大概是因为我们会判断当前的情况，认为某方面是不好的。在我们眼中，宇宙里的人、生活环境、我们的生命，都是不完美的——我们都典型地有一条长长的清单，上面记下的事情很能「证实」这种思路和信念。「爱玲她太胖了。」「大军喝太多酒了。」「志明对我好残忍，又打我。」「我要多挣一点钱才能缴付账单。」「我的工作过得去啦，但不是我真心喜欢做的。」「我们住的一带变得每况愈下。」「我有病。」诸如此类。

这些清单很长，没有尽头——任何看法或判断，认为这世界里的某人某事并不完美，都少不免会成为我们的生命并不理想这个结论的一部份。我们很多人都「尽量利用」这个有所不足、不太完美的世界，在种种情况下「做到最好」，奋力前进，纵然我们没有选择和真心所爱的人结婚，或者没有做真心想做的工作，或者没有赚足够的钱，或者没有住进心目中理想的房子，或者我们不是特别快乐，特别健康。

通常，我们对付眼中的短处的手段，就是常常去压制内心的不满，好让我们的生活（或其它人的生活）好过一点。我们觉得认同别人的观点，好过培养自己的一套。

曾经有一个叫罗娜的女生，好看又年轻，光芒四射，有智慧，又有艺术天分。她和阿信结婚了，生了两个小孩。阿信对差不多所有事情都很有主见。他这种情况，原来是因为他对身边所有人都有怀着一种自卑感———他唯恐不先发制人，其它人就会占他便宜，或者控制他。日夜面对阿信的强烈意见，罗娜的天赋睿智日复一日的减少。她开始觉得一个「好」妻子就是要各样事情都盲目顺从、支持丈夫。她成为了阿信的仆人，而不是伴侣；无论大小事情，罗娜的声音和理性观点，不过是附和阿信罢了。

过了些日子，阿信厌倦了罗娜的盲目行为，跟一个敢去为难他，要他思考的女人染上了。罗娜深受打击，难以置信。她不是已经做尽一切去讨好他吗？她迫切祈求一段感情关系———跟谁都好！———不久她又遇上一个男人，他对待她的方式和阿信根本没两样。她本来可以从失去首位丈夫的不幸经验中省悟过来，弄清楚她的生命为何落得如此田地。可是，她还是一错再错，仍然为她的行为付出代价。

这种可怕的行为方式在我们的现代社会里已是常态。另外一个常见的版本就是亲子关系：小孩子时候的我们，好多年的时间都是完全服从父母的意思。父母被我们奉为心目中的神明；当父母有所不足，我们的神就疯了。这情况影响了我们日后的生活：当我们进入成年人的世界时，我们潜意识地选择了一种生活方式；然而，假如我们曾得到鼓励去发展个人的天赋才能的话，我们的选择大概会有别于此。我们倾向将压制者的声音和信念藏在心底，成为我们的一部份：就算这些压制我们的对象不在身边，或者已经离世，我们却依然

蜷缩在他们的身影背后，不能够，或者不愿意做回一个完整的自己。

先承认自己当前的位置，是有助我们改变的。这可以是个毫不费力的过程，一个简单的理性认识。但对某些人来说，一层层有关我们是谁和该信什么的混淆和错觉却把我们和这个认识分隔开来。这就可能需要点时间——和耐性了。

所谓承认，并不是单单用一个信念系统去取代另外一个。典型的「信仰改变」当中有个共同的元素，就是我们的意志，并不是被神的旨意所取代，而是被某人或某帮人对神旨意的解释所取代。这只不过是在夫妻或父母的虐待式行为中，常见的「主人－奴隶」情节的另一个版本。这永远不会带来个人的自由或成长。只有残缺的灵魂，才会想要信众精神上的屈从；借着控制这些信众的宇宙，去保护他们眼中恐怖和有缺憾的现实。真正的老师常常想他/她的学生做到心无所缺——精通老师的智识，然后老师可以功成身退。那么，所有真正的教导始终把领悟的矛头反指学生的内心。真正的成长只能够由内而外发生。

这个承认的过程所触及的人格深处，大部份人从未有意识地经验过。要有这经验，其中一个最有效的方法就是学习 Ishayas 教授的 Ascension。使用 Ascension 技巧的过程中，老师和学生会共同创造一个特有而高度个人化的思想，借着这「交通工具」，我们可以「驶进」所有思想的根源：Ascendant 之中。

当一个人 Ascend 时，他不需要尝试擦去之前的信念和判断；这个完全有益的内展过程足以清除所有过去的错误看法

和理解，换成内在对 Ascendant 超然的美和至善的直接体验。当我们认识到内在的实相时，外在的现实也就自动转变。

换句话说，尝试去重建我们的习惯、信念或者思维的任何一方面都是不需要的。为了自己的不足和错误而自责，也从来是不需要的。一旦开始后，内在转化和重整的过程就会完全自动地发生。一块树叶不需要去学习如何掉落到地上。一旦它离开了习惯的歇处，就掉落了。自然律的无敌力量——地心吸力——毫不费力地将它拉到地上去。地球比一块叶子大多了。树叶根本完全不需要去尝试掉落。相反，叶子要不掉下去还真要费力！心智也是一样的。Ascendant 的无敌吸引力时常都在牵扯我们的心智。抗拒向内掉进，反而需要费大量力气。因此，心智很容易觉得累；因此，身体每晚需要那么多休息。没有一个适合的工具的话，要前进是多么困难！但当车子正在风驰行走，汽缸里全是汽油，在脚踏上再加多一点力是多么轻易——我们这就出发了！没有一个适合的工具的话，要进入心智里面多困难！但当我们拥有合适的 Ascension 技巧时，要选择 Ascend 是多么容易——我们这就出发了！

仔细观察自己。当你想到，要往里面再深入一点，你有什么反应？是否有热切的期盼，加上强烈的欲望，要了解那里面到底是什么？或者对内里潜伏的凶兽怀着无理而盲目的恐惧？就着这提议，这两种都是常见反应。当我们打开双手，Ascend 并更完全地在生命中成长时，自然便发生第一种清楚的经验。当我们尝试阻止自己更完全地在生命中成长时，自然便发生第二种清楚的经验。

三. 情绪!

降生之初，只是一次沉睡与遗忘；
共我们升起来的灵魂，生命之星，
原在异域安歇，
由远方来临，
并未全然淡忘，
亦非完全地赤裸，
却是曳着光辉彩云，由神那儿来，
那是我们的家园所在：
孩提时日，天堂无所不在！
牢笼的阴影，
随年月，蔽障那长大的少年。
但他注目光辉，发现了光辉之源，
灵焰就激起了清欢；
青年行行重行行，渐离东方，
仍然是大自然的祭司，
辉煌的愿景
一路上长伴旅途引领着他；
及至长大成人，眼见灵辉渐逝，
淡化为寻常日子的平庸光影。
彷佛他的整个人生
不过是无尽的模仿。
——华兹华斯，
《不朽颂》

压力的根源

爸爸的精子跟妈妈的卵子结合起来，给我们这个肉身。这只是形成了我们的躯体，而不是住在这躯体里面的主人。好几个古老的思想系统，都认同华兹华斯所说：灵魂从全知的智慧而来，进入人类生命。要是这没错的话，灵魂的守护者和未出生的婴儿，早就知道将来这一生的一切；父母是何人、兄弟姐妹是何人、社会是什么境况，通通都知道。那灵魂特意选择了某一生，因为他知道这一生的经验最能跟他未曾满足的欲望产生共鸣，供给他所需要的，助他迈向圆满的证悟。

这样看，绝大多数婴儿面对的首个问题，便是隐藏在亲生父母背后，对神圣父母的记忆，即是神的男性和神的女性的一面。刚出生的婴孩，把尘世间的父母当成是完美无瑕的神圣父母：在我们的内心深处，我们清楚知道什么是完美，什么不是，我们知道只想要父母和世界爱我们，支持我们。当我们的亲生父母一次又一次比不上那永恒的理想时，我们一次又一次的灰心失望。结果是我们不再相信父母，不相信他们的世界，这是无可避免的。我们十居其九，在这世间连半点神圣的爱都未曾体验过，所以我们里面都是空洞洞的，呼喊着要填补。

这初初的失望构成了无知的其中一个根本基础，这种子下得很早，而且非常隐晦微妙，日后要铲除它难之又难。我们多数在情绪方面，很少得到父母或环境的支持，很自然学会了压抑情绪，不去表达。普通一个小朋友通常能够表达他的情绪感受，没有问题。不过小朋友这样坦率地表达他的感

情，是大人受不了的，因为大人自己一直在压抑；大人的反应是责难，不许小朋友以后这样做，惩罚他们。小朋友无从保护自己。如果自由坦率地表达自己会带来这样可怕的后果，那么，他们也只有压抑情绪和欲望了。为了保护自己的人格，只有把纯真和扩展中的意识封闭起来；如此，他们续渐创造了一些能被周遭所支持的不同角色，并在这些角色所扮演的防卫动作中，完全迷失了自己。

当小朋友的愿望没人支持，他们往往学会偷偷摸摸的操控，或者明目张胆的敌对手段，认为只有这些才是满足他们愿望的有效手法。小时候满足不了的需要，会表现于成人关系：我们想要些什么，却无法开口说出来，身后仍然拖着一大堆未完的心愿。有些东西我们预料得不到，还去开口要吗？我们要不要诉诸愤怒和操控，来实现我们的愿望呢？当我们得不到想要的东西，是否就要闹情绪或变得残暴无情呢？我们是否等待别人和自己亲近了，才吐露内心隐藏的企图？很明显，要达到我们的目的，这些都不是最有效的方法，却是我们最常用的方法。

多数成年人，在面对真正的亲密时都裹足不前。当他们想去填补情感的真空，往往就养成了瘾性或者强迫性的行为模式——吸烟、酗酒、吸毒、暴食、疾病——及至正面或负面的感情关系。然而，最理想的当然是在意识成长方面上了瘾。

很多成年人不是欠缺自我价值，便是自尊在某程度上受损。我们要维持自我价值的假象，常用的手法便是先发制人，在其它人看出我们有什么不妥之前先发动攻击。再说，

在醒着状态中，我们几乎完全视乎环境所给的反应来定义自己的价值，我们让其它人定义我们的生命。此举就像在扩散的癌细胞上贴块便利胶布；那是永远不会带来恒久的快乐和健康的。在事情上妥协、让人爱自己、让自己显得可爱，从未亦不会增加我们的价值；日子久了，这个行为模式想必会引起憎恨和敌意。我们越否认自己的个体性，我们的力量便越弱。

还有一个不当地表达情绪的例子，很多人却错认为这是慈悲的表现：当一个人正在受苦、不快乐时，我们认为陪他们一起苦恼，就是慈悲了。这不是真正的慈悲，不是真正的爱和关怀。本来只有一个人躺在地上哭，现在，有两个。把别人受的苦拿到自己身上，并不是同情心！这不过显示出我们的灵性的有限。把别人的情绪，当做自己的情绪，这并不是慈悲！这不能引领我们走进亲密关系，而且定必会带来失败，因为这不是意识成长要走的路。帮助受苦的人提升他的意识层面，让他发觉受的苦是自己找来的，让他知道开悟的人没有一个会这样做，和他分享这个见解，这才是真正的慈悲。这不是纡尊降贵或者高人一等的姿态！而是用完美的爱去做。

多数成年人都把真正的感受埋藏得很深。在醒着状态中，左脑控制的小我学会了判断，断定了感受是令人不舒服的东西，认为它是需要被压抑、控制、和紧紧地导引的。当然，由于人的性格弹性非凡，在一个地方压抑的，必会在另一个地方表现出来。我们永远无办法毁灭感受。我们只能够承认、表达、用爱心引导感受，再不然就压抑它。一个全然活

在当下的人，从来不会压抑感受、扭曲欲望；一切都得到接纳，表达和实现。

要由醒着状态中扩展意识，其中要做的首要的事，就是释放这些埋藏了、阻隔了的感受。这些由父母和童年环境中吸收的破坏性行为模式和信念，一日不解除它们，一日都会继续扭曲我们成年之后的种种行为。

情感生命就像一条河流，在每一个人体内奔流不息。当我们堵住河水，河水便不再自由流动：河水变成死水，或者寻找其它出路。被压抑的感受会转化为破坏性的力量，威胁我们，就像河流崩堤一样。

我们有责任了解自己的真实情感和欲望。我们必须停止操控自己和别人，不再靠这手段来满足自己的需要；只有靠坦诚和开放的表达，我们才能正面地引导情绪的力量。我们必须学会和别人分享自己的真正感受，不再强求；这样，我们便不会成为不能自已的自卫行为和反应的受害者。我们必需学习成为自己的宇宙父母：用智慧和善心，我们可以由爱去认清和微妙地引导我们的欲望，不去压抑，不去挣扎。这不是件难事！

当我们把过去人际关系的压力暴光时，自然会认知到情绪、投射和行为的根源。其中第一个结果，就是对父母的局限有了一份真正的宽恕。抱怨他们的灵魂不完整，跟停滞在反射性行为模式中，一样浪费时间。他们的确是不完美的。可是，在他们的世界里，又有谁是完美的呢？

爱和恐惧

情绪的根源只有两个：爱和恐惧。爱是人类生命的自然状态；恐惧是小我用来控制和占有世界的手段。两者不可以同时共存：当爱增加，恐惧便会蒸发——因为恐惧不是真的，当完美的太阳升起，它便烟消云散。当恐惧增加，爱便躲起来，等待我们再次向真理开放自己的心。爱永不能被消灭。可是，由于人类被赋与某些剥夺不了的权利（包括完美的自由意志），如果小我硬是要活在幻觉之中，爱会像在意识中消失了一样，默默等待一天我们再次选择实相。

小我为了要占据一切，便否定了臣服——即爱的使女——的无敌性。爱是普世的，无条件给予我们，可是，小我却硬要拥有它，硬要它服从指挥，指明接受和给予爱的时间、地点和方式。小我永远不会成功，因为这场仗它打错了。爱永远不能被局限，也不能存于隔离和孤立之中。当小我放弃操纵和控制的意图时，才可以溶入无限的宇宙大我，永恒的爱里。

勉强改变感受，并不能真的改变感受。当我们完完全全地接纳情绪，情绪才会转化。我们要停止批判情绪，这就是秘诀。只有小我才会给好与坏下定义。这是它用来控制的基本工具：如果我们认为欲望有好坏之分，则我们的生命仍然是分裂的。如果我们能够把感受从小我的思想系统分隔开来，就能利用情绪的强大力量，来帮助个人成长。

有一个 Ishayas 说过的故事，可以说明这一点。有一班修士，当他们深入静心的时候，常常受到成群的魔鬼袭击。无

论修士们如何努力，也摆脱不了它们。终于有一天，修士们不再批判魔鬼是邪恶的时候，这班魔鬼有的消失了，有的幻化成精灵或天使。原来给修士们麻烦的，正是他们解读现实的方式。认识这一点，是进化过程中必要的一步。

随着意识成长，我们认识到，生活中发生的一切事情都是我们自己的创造，不是别人给我们的创造。明白了这一点之后，我们便会停止浪费心力，跟自己的创造过不去，厌恶和压抑它们。反而，我们可以利用这些欲望的威力，大大加速成长的步伐。

影子

在每个人里面，左脑和右脑都一般会各自负责不同的功能。左脑管数理、逻辑、科学、理性。右脑管本能、直觉、情绪、艺术、创意、空间感；女性的右脑一般较为发达，因此，女性看事情一般比男性看得更广，因为女性较男性更致力于培育和治疗生命。女性通常压抑左脑的功能，如理性、逻辑，和集中意识这项特殊功能；在一些极端例子中，女性会形成好争辩的性格，基于不讲理的思考，想的大多数是意见而不是事实。

男性是典型地多偏重左脑，左脑的主导驱使他想去征服大自然。由于他较有动力和进取，他适合在一段关系中担当应付外在世界的角色。一对理想的（开悟的）夫妇，女方负责掌舵，男方负责划船：让女性主导夫妻的生命方向，通常是个更明智的选择。男性通常压抑右脑的功能，他对本能和情绪这些女性特质感到不舒服。男性的右脑如果适当发展，便

带来创造、感受、爱和欣赏美好事物这些能力。当左右平衡达到极致，右脑便成为男性的灵感女神，引导他迈向完整的意识。

在感情关系里，我们一般会把自己压抑的部份，投射到伴侣身上。可以说，任何一段关系，都是四个人的关系：我们意识到其中两个，其余两个我们并无意识，并投射到对方身上。在理想的情况中，这些被压抑被投射于外的部份，会促使我们内在的缺陷获得完满的发展。可是，当破坏性的习惯阻挠这过程，这些投射却会带来一段段破坏性的感情关系，因为我们根本不知道，我们只是把自己的限制和压力，投射出去。

每一次我们发现自己为了任何事去埋怨身边任何人，是因为我们没有理解到，这些沮丧和不完整的感觉，其实是来自我们的内心。每当我们说身边任何人的不是，都总是因为自己自我价值不足、力量不足；我们心内觉得自己无助、不中用，把这些都往外投射。如果不明白这一点，任何情感关系都无法经得起这个摧毁性的力量。

我们还小的时候，面对环境的矛盾要求，没有办法，只好把人格中的几面隐藏起来。这个压抑而不见天日的影子，永远没有长大，而且包含好多人格的碎片，一直等待着我们承认它们的存在，接纳它们。但由于我们一直出力批判影子里面隐藏的人格部份，我们宁可吃钉子，也不想知道里面收藏的是什么。我们情愿这影子继续不见天日，深深埋藏，就像个木乃伊一样。其实，我们的影子里面有很多美好、有价值的特质，可是由于我们从来未承认过它们，所以没有发展起

来。小时候，如果没有人支持我们去发展自然天赋和潜能，没有这方面的榜样，很自然地，我们便会压抑一大部份的人格，而且很多时被压抑的是我们较好的部份。举个例子，这说明为什么非常少数的成年人看得到天使之类的灵体。很多小孩看得见自然元素、天界之灵、天使和神灵，可是大人活在自己的世界，当小孩跟大人分享见到什么，大人就取笑他们；假以时日，小孩就丧失了『看』的能力。

由于影子代表的是被压抑的部份，我们通常在影子被投射出去的时候，才察觉它的踪迹。在别人身上，我们不喜欢的部份、妒忌的部份，便是我们在自己宇宙中标签为不妥当的。

要永远压抑影子，甚至强行移除它，是不可能办到的。唯一的出路是停止批判。一个灵魂要进步，到头来一定得拥抱心内所有隐藏的欲望、需要和感受；在这之前，我们大部份的能量都会仍被困于自相矛盾的副人格之中，困在影子内；在这之前，我们的生活都是失衡的，后果可以很严重。要面对心内的黑暗，需要勇气和谦卑。信心也有帮助：如果我们相信，我们可以解开心内紧锁的门路，而不会伤害自己，那么我们就能够把四分五裂的人格，重新拼合起来，也不再投射批判和欲望到其它人身上。

没有 Ascension 的自然机械式运作，这可能是个痛苦的过程：我们其中一些人，需要在看见自己真正的现况（而不是我们心目中，或者理想的自己）之后所生出的那份震撼，来驱使自己踏上开悟的旅程。要培养真正的自由，无论要付出多少，这觉悟都是必要的。因此唯一恰当的反应就是：我

最早可以何时开始，而不是需要不需要开始。「千里之行，始于足下。」这旅程必须开始，否则影子就会继续扭曲和夺去我们的生命；*现在*就是开始的时候。

　　可幸的是，借着 Ascension 的练习，所有压抑的人格部份，于完美理解的无限光辉之下，都毫不费力地、和谐而优雅地被曝光了。本来缓慢艰辛的过程，变成一个越来越多喜悦的发现之旅。

四．无知

你把注意力放在什么地方，那就会增长。

醒着的意识状态通被称为无知（ignorance），因为在这种状态下，Ascendant 无所不在的实相受到忽视（ignore），而没有被经验到的缘故。这状态也叫做认同：心智被困于对过去经验的诠释，不能自由地经验当前一刻的自由生命。心智认同了限制的围墙，因而受困于其中：我们只能感知到事情最粗糙的层面；错过了无界限的 Ascendant。在醒着状态中，我们完全没有对 Ascendant 的觉知，或顶多只觉知到一丁点；因此生命就不由自主地认同了欲望、思想和占有物，并被困于其中。就像为了一毛钱，失去了百万财富一样。

醒着状态的心智混乱而不协调：理性的左脑产生思想，爱与恐惧所产生或真或假的情绪也产生思想，心智在两种思想之间分裂起来。清晰和宁静甚少发生：心智常常活跃，在众多思绪之间穿插，游走于追悔、忧虑、困难、欲望和狂乱的计划之间。醒着状态的心智，就像怒海上一条小船，被抛来弄去，每日十万个思想流过脑海，近乎失控。

我们如何回归到无限觉知的传承里去呢？要如何达至内在恒常的宁静呢？如何获得真正的自由呢？

要脱离无知，必须有：（1.）谦逊，认知到我们在醒着状态所珍惜的信念，也许大部份甚至全部都不是真的；（2.）想改变的欲望；（3.）需要有勇气去质疑和清除不再有用的信

念；（4.）臣服于宇宙意志；和（5.）纪律（为了获得永恒的自由而自愿去采取的一些相对的限制）。

还需要（6.）恒心，即是去做一个选择，然后能够坚持下去的悟性。大自然不支持左摇右摆的人。准确一点，大自然尝试支持所有人类的愿望，可是，当这些愿望根本自相矛盾，她可以怎样呢？持之以恒的选择是必要的——只有这样，自然律的力量才可以整合起来，去创造成功。

（7.）「一心一意的承诺」能在人类关注的任何方面带来丰足。单单说：「等到外在环境许可时，我就会改变。」是行不通的。对于小我的这一类提议，宇宙可以等，也真的会比小我等得更长久。行得通的是：「我*现在*就改变，就在今天；当我以恒心迈向目标时，我假设种种助力就会为我出现。」而事实的确如此，因为个体现已顺应宇宙意志，不再抵抗生命的流动了。

我的老师常说：「助力向 sattva 靠拢。」Sattva 解作纯洁和清晰。因此（8.）生命的纯洁和（9.）清晰的意向就像云聚生雨一般，势必带来实现的成果。

没有上述必需的素质作为焦点，而想达到开悟的话，简直就是缘木求鱼，根本不可能发生。但是借着 Ascension 带来的经验的吸引力益增，踏上开悟之路所需的智慧自然就会建立起来。当中枢神经系统的压力减少时，生命便开始越变越快；当人格的不同部份开始合作起来，所有成长所需的条件就齐备了。这是个自然又不费力的过程，同时，也在人类关注的种种方面带来了的戏剧性的转化。

小我之死

当我们诞生的时候，我们的首要条件就是与外在的世界联系。因为在生理和情绪上都需要支持，所以我们必须将感观由内里的宁静和完整的意识，转向外在多样性的花花世界上。为了这样做，我们把意识组织成一个人为的虚构，用来维持跟内里 Ascendant 本我的分隔。这结构叫做小我（ego）。这个发展阶段本来是个必需而暂时性的设计，并未究竟，也不是人类进化的终点。小我的支配地位本来不应超过青春期。

对小我的执着把我们困在幻象世界之中，梵文叫做 *samsara*。Samsara 字面意思是「永久相续」或者「永恒轮回」：我们上升了，只为了要又掉下来，无休止的再升再跌，直至我们 Ascend 超越了这个没完没了的轮转。由于小我结构*的确*是个幻觉，所以每一个人内心最深处都想 Ascend 来超越这个人为的产物。幻觉必需被撇弃，小我一定要死。

没有正确的理解的话，这个超越小我局限的过程可以很痛苦。有些人从没有得到必需的关键知识，半路就决定放弃他们寻求开悟的旅程。

在一些极端例子中，旧行为模式层层脱落后的强烈空虚感觉会导致寻死的冲动。这些自尽的冲动是来自大我的提示：阻碍我们成长的旧行为态度必须终止。精通这个过程可以是最纯洁的勇气的表现。没有 Ascension 的话，要放弃小我以感观主导的生命会使小我惊怖不前；在小我这个由心智创造

出来的虚幻结构的眼中，随后而来的开悟新生是不可思议的，不可能的。

　　小我面临死亡威胁时的极力挣扎，可能让我们患上致命的重病，这是意识成长的第二种扭曲现象。这种反抗可以比自我毁灭的明显行为来得更加隐晦，成因却是一样的。内在的灵性威力很强大；就如众多古老文化的神话里的天神，可以显得喜怒不定或者变幻莫测。如果稍有忽视或者不尊重，他们可能就要主动地消灭我们。他们当然不是要杀死我们，而是打破我们对有限世界观的迷恋。穿过死亡的黑暗门廊，我们得以进入一种精神状态，那状态与 Ascension 时发现的内在体验是相同的。重病可以有相同效果：就如凤凰浴火重生，一个全新的人格由老旧人格的痛苦死亡中破茧而出。

　　古老的萨满教经验，响应了这个主题：当初学者接受与内在世界的联系时，折磨他的神灵才会恢复他的生命或健康，然后一个新巫医的终身角色便由此开展了。这事件的全部目的，就是溶去以小我为本的思考模式的僵硬界线。能够借着练习 Ascension 来达至这成就，而不用经历死亡或濒死疾病的人，是相当幸运的！

　　成长所需要的，是对更高力量的臣服。只有在以小我为本的老旧思考模式灭绝时，重生才有可能发生。先死而后得永生，是很多古老神话的主题。醒着状态的混乱心智底下，是 Ascendant 无上幸福的完美寂静和美善。当小我被消灭，开悟就自动降临。这是小我的转化提升。

　　在很多古老（和当今土著）文化中的死亡的启蒙试炼里，都实际地象征了这个转化。例如在埃及，见习司祭需要按指

示逗留在石棺里，直至小我死亡为止。有时候慕道者真的因此丧命，可是一旦成功，司祭就会超越死生之门，带来来自 Ascendant 的真正知识。

在西方，我们有基督在十字架上的受难的例子，完美的象征着为了通向 Ascendant，小我必需死去。十字架代表地球生命的相对面，在中心，即 Ascendant 之处合而为一。个人的自我被钉死在十字架上，从而让神之子的超然现实诞生。

直到这最终的转化提升发生之前，我们仍然继续认同自己为小我，压抑着大部份的人格，只容许那些我们喜欢的零碎信念。当我们继续开悟成长，这些被压抑的部份吵嚷着要我们承认和接纳；这可能造成激烈的内在冲突。生命里面相对抗的力量一路变强变大，直到世界的死亡看似临近。我们的个体生命就变成古老神话中的两军对垒：两股近乎无限的力量，互相争夺要精通地掌握这地球。

然而，只有在这些对立的内在价值能相互调和时，意识才可以发展得完整。我们需要用普世的爱来显现内在神圣大我无所不包的性质：向内里那分裂的和一直都被否认的部份投以爱，它就自然转化为对世上所有人、所有事的爱。这种无条件的爱和接纳，是判断的相反。判断永远都是小我以恐惧为基础的投射。

当我们认知到，信念系统内的所有有限条件，通通都必须臣服于 Ascendant 的全知智慧和全能力量之下的时候，最终的 Ascension 就会发生。结果是，我们之前的小我结构被彻底地转化了；细小有限的自我，提升到普世性的大我。这样，基督的死和 Ascension 就成为任何慕道者的典范。当普

世性诞生时，那些个人的和短暂的都被 Ascend 了；小我溶入普世的大我。

这才是弃俗的精髓，而不是过着和尚和尼姑的生活。弃俗的真意其实是我们已经放弃小我的全部信念，而不是摒弃部份愿望，或行为模式。认为开悟之路是隐迹埋名的修行人的专利是一种误解，这是源于片面地误解了基督、佛陀和商谒罗这些开悟了的老师的教导。

例如，大乘佛教定义三个超越醒着状态的必要条件：1）对 Ascendant 的清晰体验，2）慈悲和 3）弃俗。弃俗本来的意思，是舍弃被思想限制的小我身份；过了些时间，却被误解成要成为和尚或尼姑，过着隐士一般的生活。真正的弃俗是对 Ascendant 清晰经验的自然的副产品，和外在的生活模式完全无关。慈悲也是一样。这是 Ascendant 的三合一性质：心智、心灵和身体共同提升到充分实现。知者、被知者、知的过程，三者一起在完美之中同步成长。

当改变速度因为经常修习 Ascension 而越来越快时，那个旅程不是越加畅顺，就是越加崎岖。这分别从何而来？由 Ascension 引起的对实相的经常体验，动摇了我们对生命的旧有信念。所有旧习惯和瘾性行为都一一浮现，等待我们重新审视，如果我们在生命里在任何地方，妥协了人格的完整，这些妥协将会清楚地显示出来，让我们再作选择：我们是否仍然想继续旧行为模式——还是基于不断改变的生活经验，而想采取新的模式。

Ascension 里面没有「应该做或不应该做」的事——没有任何事是必须的或可取的。透过经常经验潜藏于事物底下的

真理，任何对我们没用的都会自然脱落，这是不可避免的。虽然这是事实，但是总会有个过渡期。我们是不是愿意接纳进化所带来的改变？或者有没有抗拒，和尝试抓住过去不放？紧抓不放会带来痛苦。好比硬把自己塞进小了三码的西装一样，会很痛的。

　　生命的河流带领着我们越流越快。当我们抗拒，尝试抓住岸边，只会落得被地上的坚硬边缘弄得又破又瘀的下场。另一方面，当我们放开怀抱，顺流而下，就会迅速地前进到一个充满冒险和发现而无拘束的全新未来。这是个简单选择，真的，一个可以在每分每秒有意识做的选择。无论那紧抓事物或信念的倾向有多强，终归没有任何东西，能一直抵挡正确练习 Ascension 的全面有益的力量。

　　生命是喜悦。人类生命的目标是扩展爱。爱能疗愈：没有任何身体、心智和心灵的毛病能够抵御无条件的爱。一个充满爱的心在每一刻都找得到喜悦。没有东西能抗拒爱的成长力量。当我们企图抗拒爱的种种课题时，生命里的所有问题就会接踵而来。当我们企图抓住过去不放，就会受苦，生命也变得更复杂。当我们学习放下，信赖每一刻、每一个生活景况，我们就会乘着鹰的翅膀，飞进神的心，那里是纯洁的喜乐和无限的爱。

　　一个人怎样掌握这个转化？靠愿意放下一切。是真的就会仍在，而依恋就会消失。是依恋束缚了我们和导致痛苦。从依恋中得到自由释放就是喜悦，能导致最迅速和最舒适的成长。依恋则会通往地狱。

　　这是不是说拥有财产和感情关系在某方面是坏的呢？绝不是。皇宫里的皇室成员可以是个个完全开悟的；山洞的隐士可能会更加无知——不是我们拥有的东西造成束缚，带来麻烦或痛苦，而是对事物的依恋导致了所有问题。那么，要自由就要愿意放弃一切，假如这是你必需做的事。然后你的生命就能够成为一个进化的重要工具。若想抓住不放，你便会失去企图要保留的，并会在过程中受苦，最后死去。

　　正正就是这个在醒着状态生命中抓住一切的倾向，对世界具如此的破坏性。把一切通通放下，然后成为解决办法的一份子，而不要继续做问题的一部份。你的宝藏在那里，你的心也就在那里。如果你把宝物藏在有虫蛀和会生锈的地方，到最后你会为失去的偶像落泪，因为它们将会逐一被拿掉。有朝一日你将如进入这世界时一样——没有身体，灵魂穿戴着荣耀之云回归于生命。就在今天选择真理和美善，选择天国——并非在遥远的将来，而是此时此刻——看看你的生命如何在爱与喜悦的神奇魔法里快速转化。

　　如果你把这些简单的话铭记于心，我保证，即使在现世地球上，你会与 Ishayas 共舞于不朽的生命中。或者否定我们，转身就走——这对我们没什么分别，对你却有天渊之别。已经有很多河流流进了这无边的大海洋。这个海洋什么都不需要，它接纳一切，也不讨好谁。它的状态恒常不变——对一条河流来说却是天大的改变！它狭窄的边界掉落，从此消失。河流学到「我就是海洋，」我是无限、无边际、永恒。这不是一个枯燥的理性的概念，而是一个生机灿烂而活生生的真如实相。

和我们联合吧，光、真理和喜悦的孩子，我们会在一个世代之内把这个地球转化成天堂，就像过去的伊甸园。我们会发现善恶知识之树，自然转化变回不朽生命之树。那时，对永恒意识的直接认知将会取代醒着状态中的种种弊病，而每一个思想都会源自于永恒，无限的觉知。

我们就站在新时代的门坎上，几千年以来世上所有地方都预言过这时代的来临。新耶路撒冷近在咫尺——二十七个 Ascension 技巧就是那条解开所有过去痛苦选择和经验的万能钥匙，向我们透露生命本身的无边喜悦。

「生命不是一场历险之舞——就什么都不是。」

——海伦凯勒

心智

心智的功能就是对环境和思想的觉知。心智并不是觉知，它反而是一部由觉知操作的机器。以前的信念，是以为觉知是身体的衍生物，这信念只是物质主义的迷信，在现代化的医学和科学的团体中，正在快速地没落了。如果我们企图去了解觉知，以为它是神经细胞和神经组织的化学和电子过程的副产品，这种想法是注定会失败的。因为觉知的来源不是身体的生理结构。觉知是基本的，身体和脑是次要的。中枢神经系统里一百二十亿个细胞，创造了有史以来最庞大的计算机。可是，它们本身没有觉察力，就像计算机的线路和电路板没有意识一样。

　　生理大脑的各种功能由极端错综复杂的神经元网络负责：每颗神经细胞和其它几千颗神经细胞透过突触直接连结，又透过感受区和上万上亿颗神经细胞释放的神经肽联系。身体里面共有五十兆个细胞；每个都能生产和脑神经细胞沟通的神经肽。因此心智并非局限于大脑皮层；我们其实是「身体－心智」———人体整个生理结构都具备智能，能够在体内和各部来回地沟通。整体都在活生生地洋溢着智慧；全部都反映了个体的觉知。

　　当我们重复一个行为时，久而久之就会造成新的神经路径，从而做成记忆和学习。重复的次数越多，就会在大脑上留下越深的坑纹：更多的神经细胞连接到这神经回路，它们之间的连结也更多。当任何行为如此烙在生理结构上的时候，要改变那些有关的习惯、信念和判断便会变得极度困难。

　　小我这个自我观念就是建立在这些思维结构的基础上。这些内部程序尽管在日常生活上有其实用之处，可是，它们带来最主要的麻烦，就是阻碍了我们意识的流畅，使我们困在旧行为和信念里，难以进化出新的生命和经验。因为心智只跟过去有印象的事情容易产生共鸣。没有新的程序，新经验便难于固定；心智会自动过滤和扔掉它不能明白的数据，特别是那些会威胁小我继续存在的新的数据。

　　因此，「行为－经验－印象－欲望」的循环还是继续，是很难打破的。一个欲望的冲动由 Ascendant 中升起，触碰过去的印象而被它所渲染；这个歪曲了的欲望生出满足它的行动；这行动带来经验，这经验又加强了最初的印象。我们无法在自己的宇宙里打破它这个循环。「行为－经验－印象－

欲望」在自己的局限里是没有出路的。我们需要的，当然是一个新的程序——例如：Ascension 便是例子，Ascension 提供了一个方法，让我们毫不费力地改写旧的内部程序，心智因而能在这条愈益欣喜的道路上对新经验开放。

我们对现实的经验不能和信念、思想和心智的看法分隔开来。心智的主要功能就是创造出它认为的现实。心智好比一面镜，镜面不净，反映的影像就难免扭曲朦胧。我们从未能体验到任何事情的实相，只能看到一个跟过去信念、判断和内部程序共鸣所产生的虚拟现实。这镜子是什么？镜前没有对象，镜子就消失了。心智可以反映一切，然而，当没有一物可供反映时，它就只是觉知本身——绝非思维所能把握。我们 Ascend 时，思想和事物在心智上的反映，会系统化地层层消减，藉此我们可以经验心智的觉知本质，却永远不能用理智去明白。

要是滥用心智的话，我们就会患病；如果我们按照它本来的设计来用它，就会发现生理和精神的健康是心智按它自然方式运作的副产品。当 Ascension 练习使我们意识到觉知的扩展时，有一个事实会越来越明显，就是生命里大部份问题（如非全部），都是植根于老旧的破坏性信念，和对投射出来的欲望的批判，以及其反面，对投射出来的反感的批判。在对 Ascendant 的觉知未稳定之前，每个心智仍是受制于对*所有事物*的误解。

醒着状态是一个集体幻觉。由于心智的内在倾向是要定义或*命名*一切，造成了人类文化熏陶的催眠作用。

当心智将感官数据组织成一个客体，然后给这个由思维创造的客体赋与意义时，命名就发生了。这个人为现实不过是

官能感知的人造合成物；这是心智内一系列图像或概念塑造
而投射出来的，而不是独立或存在于外面的。除了我们赋与
的价值外，再无其它实体。心智就是这样继续在抽象中脱离
了当下的经验：心智看到的并不是当下事物的实况，只是看
差到过去，准确一点说，只看到关于过去的老旧信念和判
断。

在醒着状态眼中看的世界里，一切都有独立的存在。那存
在到底是什么？如果你将任何东西拆散，那东西就不存在
了。拆散计算机，就再没有一台计算机。「计算机」只是我
们给一个外观、一堆组件起的名字。

表面的现实*纯粹*是现象性的。梵文里叫做 *mithya*。我们
称为现实的，在我们身外确实*存在*，但绝对不是我们心智所
断定的。我们每个人在自己片片分隔的时空中，对流转的能
量和表象有各自的感知，每个人根据这些感知配上了个人诠
释，就创造了各自的宇宙。

这个醒着状态的宇宙观，就是整个小我的信念系统的基
础。如果事物确实独立存在，那么小我这个「我」也一定是
独立和真实的。然而，这个「我」只不过是个名字——并无
内含任何现实。

当支撑醒着状态的旧程序被改写，封锁在体内压力的能量
也就被释放了。这时，心智这面镜子也被抹干净了：心智的
真正本质，Ascendant 就会自动照耀出清澈灵光。然后，生
命越变越快。加速我们成长的，是放下，然后跟演化的力量
共流并进；尝试抓住过去的话，则会减慢进度。抓住旧行为
模式和信念会让演化中的生命受苦；放下、跃进由内展现的
新现实则会带来喜悦。这是个简单选择，比一般想象的要简

单得多。当一个人开始急速转化时，来自旧行为矩阵的习性——由环境、过去感情关系、旧内部信念和模式而来的——会抗拒改变。内疚是阻止改变发生的常用手段。「你怎可以这样对我？」是过去的辛酸部分的哭诉。「你怎可以这般无情无义、不顾他人？」当过去如此为难，我们需要真正的坚毅和献身精神来坚持新方向。

我若能说人间的语言，和能说天使的语言，但我若没有爱，我就成了个发声的锣，或发响的钹。我若有先知之恩，又明白一切奥秘和各种知识；我若有全备的信心，甚至能移山，但我若没有爱，我什么也不算。我若把我所有的财产全施舍了，我若舍身投火被焚；但我若没有爱，为我毫无益处。

爱永存不朽，而先知之恩，终必消失；语言之恩，终必停止；知识之恩，终必消逝。因为我们现在所知道的，只是局部的；我们作先知所讲的，也只是局部的；及至那圆满的一来到，局部的，就必要消逝。

当我是孩子的时候，说话像孩子，看事像孩子，思想像孩子；几时我一成了人，就把孩子的事丢弃了。我们现在是借着镜子观看，模糊不清，到那时，就要面对面的观看了。我现在所认识的，只是局部的，那时我就要全认清了，如同我全被认清一样。

现今存在的，有信、望、爱这三样，但其中最大的是爱。

——格林多前书第十三章

五 . 逃出黑暗

凡是在这里的，都遍一切处；
不在这里的，则哪里也不在。

　　这个世界受制于各种各样的不确定性。要保人身安全相当困难，甚至不可能。不依时进食，就会饿坏了。如果不防范元素的侵犯，就会生病或死亡。也会遇到意外，很容易被碾压、摧折、烧伤。要年过百岁似乎可能性极微，万中无一。财政安全是个遥远的幻想，在日子风光的时候也靠不住。任何时刻，一旦有挚爱病危或死亡，生命的意义和结构就从内在最核心处被摇撼。生命根本无常。就算最昂贵的盔甲也会被攻破、腐朽、灰飞烟灭。

　　面对眼前的事实，我们除了无能地沮丧或绝望之外，还有甚么选择呢？我们在怒火中猛挥拳头，向残酷和审判世界的神抗议；因为神创造了这可怕而痛苦的世界。喜悦正迅步离去——是个被偷的吻，随后的是黑暗和永久孤寂的隔离，或是盲目无知的昏沉迷雾。多少人选择遮盖我们敏感的官能，来避免正视这丑陋世界的现实？多少人用电影、电视、录像带、工作、毒品、酒精来削弱我们饱受伤害的官能，又或者用许多许多止痛药来麻痹伤痕累累、疼痛的敏锐触觉？

　　有多少人有胆量去质疑这一切？那些罕有的追寻终极真理的人，不是常常得出结论说，生命在本质上就是了无意义吗？这是否是一个疯狂的神创造出来的毫无意义的戏剧？或许是在近乎无限的宇宙中，某时某地不能避免随机发生的一连串生化过程的结果？多少回，寻道者对独自上路失去希

望，转而采纳他人在宗教、哲学、或科学的信念系统？那个成功认识真我、内在控制者、神圣心智的人在那里？

我们的官能欺骗我们。如果我们毫不怀疑地将所有眼见的都当成最终真实，那么我们以感官经验、逻辑或信念为骨干的思想系统就必然有缺陷。生命不是我们意见一致的结果，亦非取决于我们的感官经验、我们的理性思考或者我们的信念。

我们的官能欺骗我们。我们每天看见太阳从东方升起，在西方落下。对几千年来，绝大多数的人类而言，这是个明确的事实。太阳绕着平坦的地球运转。这是众人皆知的事。可是这个感知是错误的；根据观察而来的逻辑和科学体系是有瑕疵的；根据这个普遍的日常经验而来的宗教体系是错误的。

我们的官能欺骗我们。数世纪以来，物质不可以分割的性质被奉为绝对真理。可是，今天我们不是用理智质疑物质只不过是聚合的能量吗？多数我们认为是实体的东西，实在是99.9999%的空间！把一粒原子扩大至刘易斯安纳州大球场同样的体积后，原子的物质何在？在中央那个微小的颗粒，就是包含了中子和质子的原子核；环绕于球场外围椅子那几粒无限小的光点就是电子；除此之外的全是空间。那个固体的物质在那里呢？

我们的官能欺骗我们。一路以来我们根据经验而相信的，可能根本不是真的。我们对世界的认识正在急速改变，而且越变越快。昨天确信的事实，今天有人质疑，明天可能就无

人相信了。每隔两年，人类的知识总和就会增加一倍。人类的发现，有谁能追得上？有谁能和它并驾齐驱？

常常我们对目前的科学成就感到自满；因此，有些人对那些过去无知得可怜的哲学和宗教系统会怀有鄙视之心。这是人性。可是，这不过是另一个层次的无知。

一个生命实验

喜欢的话，这里有一个实验给你试试。只用你极少的时间，却可以让你大大获益。就这一刻，想象你对人类情况和身边世界所相信的一切都是错的。想象你曾经作出的每个结论都是错的，你一直以来和现在都是在做梦。想象你认识的人根本没有一个死掉，一切都只是独独为你一人创造出来的魔幻戏剧。想象没有人曾经染病、受过任何方式的苦。想象你的痛苦回忆都是假的，你根本从来没有，也不会受任何的苦，只不过你一直都在睡眠，做着光怪陆离的梦。

这是胡思乱想吗？这是异想天开吗？你坚持到底说认识好多人都饱受苦痛，都死了？你本人可能患了某种慢性病，或者染上几种自毁性的习惯；你本人可能经历过失落、失望、受伤——这些都是你生命里铁一般的事实。那么，我怎可能叫你想象这样一个完美的世界呢？一个没有任何痛苦、恼愁和损失的世界？也许在远古时代，或者在遥远的将来有此可能，但肯定绝对不是此时此地。又或者在星空另一个角落，有个无比幸运的民族，凭借重大的科学或灵性成就，创造出这样一个完美境界。也许有一天科技能消除人类所有苦况。也许在地球上这理想永远不会实现，这样的境界，是去世后

被审判而获得资格前往天国的幸运儿的特权。也许到时神圣双手的全能疗愈力量会怀着爱擦去我们所有眼泪，然后我们会以完美的姿态重生，散发着耀目的 Ascendant 的优美灵光。

可是一定不在这里。一定不是现在。我们的信念系统、记忆和所见所闻提供的每一寸证据，都推论出这是不可能、不合逻辑的。

可是，我再问一次，假如呢？假如你和他人受的苦，都是个狡猾的谎言，是一个由信念创造出来的错觉，这错觉是：你和你自己的完美的大我分隔了，那会怎样？梦醒时，梦里那些苦痛都怎么了？若然这是个特别痛苦的梦，你可以抖抖身，松一口气，毕竟一切只是一连串幻觉。然后，感恩从恐怖中解放出来，继续快活地过你的日常生活，你那颗颤抖的心也可以安静下来。

就让我们壮着胆子多一会儿，将这实验往前推进一步。试想一次过去的伤痛。你喜欢多大的伤痛都可以。一次严重烧伤；一次手或脚骨跌断了；让你苦不堪言的疾病；挚友亲人的死亡。什么都可以。选一些仍然隐隐作痛的，又深又伤痛的经验。世上你最相信/深爱的人背叛你。大屠杀。越战。

选取这个或新或旧的伤痛，现在就去感受它。那伤痛是什么？它究竟是什么？感觉像什么？*什么是伤痛？*你可以对自己形容一下吗？

假如你现在用一口针戳自己一下，会有什么感觉？你的感官会透过神经系统神奇的电流和化学作用向大脑传达一个讯

息；你解读这些讯息，然后叫一声「哎呀！」人人都清楚知道那感觉——大家都经验过，都感受过。但什么是伤痛？它究竟是什么？如果你想永远从痛苦中解脱出来，这是个必须研究的课题。

有另外一种看世界的角度，并不是根据理智的探询或信念，而是根据直接经验。如果在针戳你之前，你感觉快乐——如果你刚获擢升到梦寐以求的职位，或者刚认识了一位完美情人，或者刚在一个艰深的课堂上获得"甲"等成绩——你仍会感觉到针戳，但那痛楚似乎没什么所谓了。相反，如果你刚被裁员、和未婚妻分手了、代数考试不及格的话，那么这一下针戳给你的感觉就不是小痛了。针戳带来的反应，或许是不解神为何创造了这样一个悲惨世界；或许你会咒骂命运；或许你会一脚踢你的狗出气；或许吃晚饭时一下把饭桌翻了。又或许只是大声向这冷血的世界咆哮出你的沮丧怒忿。

假设你正在参加一个十公里赛跑，为这比赛你付出了好多准备时间。快要赢的时候，身后另一个参赛者迫近，把你绊倒了；你们双双倒下，双双输掉比赛。你会有什么感受呢？如果你不是与别不同，大概你就会大发雷霆了。

但假设他并非故意绊倒你，原来那刻他严重心肌梗塞——心脏病发了。你的怒意怎么了？难道不是换成对这可怜又不幸的朋友的怜悯？同一件事，完全两个看法，对你的心情和感受的影响也大相径庭。

现在，假设你得悉他心脏病发的原因其实是服用禁药，企图赢得比赛。又一次，你的感受转变了，堕入深深的忿怒

里，强烈的判断、谴责和各种感受搅拌在一起。「他该死！」你想，为他的下场感到快慰。或许你仍有些怜悯他，认为他想赢想到疯了很可悲。你将这当成好心有好报的证据，说给自己听。

可是，之后你又发现他原来是个外藉人士，妻儿都被独裁者收监；这独裁者告诉他说，如果他赢了比赛，就放了他的家人，否则就慢慢折磨他们至死。现在，你的感受怎么了？怒气都到那里去了？可能你把忿怒转移到那个独裁者或政治，或者把忿怒转移到创造出这样一个残忍无理的世界的神身上。但你对那个死掉的可怜跑手的忿怒呢？现在有谁能谴责他？

我们对现实的诠释就是一切。我们对所有自己的感受都有很多很好的理由，但实情是我们的心情宛如四季：这一刻我们充满爱和喜悦，下一刻，我们只知道仇恨、痛苦和恐惧。而在每一个情况之下，我们都为*自己基于对现实的诠释而生的情感*，觉得十足的理直气壮。

当中运行的原理是：我们怎样感知，世界就如何呈现。每个人的意识程度，在人与人之间，甚至自己这一刻跟下一刻比较，都有根本上的差异。有些日子我们感觉较良好，有些日子我们感觉肩上负担轻些，有些日子我们较有创意、开心、跟自己和宇宙都和谐相处。

每个人都可以有数不尽的意识程度。有一个意识状态尽是寂然黑暗，心智意识着一个空想，我们称之为睡眠。在另一个状态中，想象力是我们唯一的限制；想得到的任何事情绝对可以发生，我们称之为做梦。还有一个状态叫醒着状

态，它由一些明确的物理法则所支配，生命是大概可以预料的。在这状态中，把手放进火里会烧伤；从五十楼高大厦毫无防备地跃下则必死无疑。痛苦、灾难、和无可避免的死亡，都是永远陪伴在醒着状态的生命左右的侍女。

然而，醒着状态**确实**是由变化所支配的。任何会改变的都非恒久。我们至少能想象得到一个甚少痛楚和苦难的生命，即使到尽头时死亡仍是最终的结果。这些变化的极限会是什么？人类生命有什么潜能？有没有极限？大部份人赞同这个星球上曾经住过一些「伟大灵魂」———一些远超越寻常标准的人，我们通常尊敬他们为悟道者、圣人、天才，甚至神的化身。是不是只有寥寥几人才有深思、知见、理解和爱的能力呢？或是，每个人都有这种潜能，只是在普通人身上未能发展出来呢？

世上好多古老的传统都主张说，任何人都能够提升到圆满的人类意识，都可以活出人类的最高成就。这些传统声称，这是所有人与生俱来的权利，绝非一小撮受上天眷顾的人的特权。

如果他们说的没错，要成长到较扩展的意识程度决非难事，一定不会复杂，也不关信仰的事；一定不需要超卓的智力，也不需要笃信任何信念，所需的，无不是人人皆有的。唯一的条件是好奇心和愿意给这个发展一个机会。

真凑巧，这正好描述了 Ishayas 教导的 Ascension 方法。

开启大门

意识发展的益处并无穷尽——人类意识的圆满成长，让生命每一方面都受益。当一个人迈向完整的意识时，就没有任何无论是生理上、情绪上、精神上或灵性上的问题不能被改善，和最终获解决。

为何这是必然发生的事，其原因也许不是立刻会明白的。生命的问题是多层面和极端的。怎能有任何一件事情能影响生命的所有方面呢？

想想我们的日星——太阳，一团距离地球九千六百万多里的热核融合火球，日照地上万物，从生活的每一个角落驱走黑暗。

就像这样，我们的心智中都有一道光，我们以不同的名字称这道光：我们的意识、我们的神体、我们的大我、我们的灵魂。在我们的生命里，这内在意识的角色就好比太阳之于地球。这内在意识是我们生命之树的树根，是所有我们思考的、感知的、感受的、行动的基础。称这内在的光为我们生命之树的树根，让人联想起圣经里面有关伊甸园和生命之树和善恶知识之树的一段隐喻。

这一章节就像世上许多经文的遭遇一样，遭到醒着状态程度的意识所诠释——引发了相当不幸的后果。两个例子中的树——生命之树或善恶知识之树——是指人类的神经系统。用得妥当，它就是生命之树，带给人类健康、生命和所有好事情。当人类小我（蛇）被引入到二元经验里，情绪本质（夏娃原则）吃了代表二元性这颗苹果，然后理智（亚当原

则）跟随情感——我们感知到二元性，感觉到冷热，相信善恶。在这状态中，神经系统失去对永生的真纯感知，变成善恶知识之树。在这个判断的状态，二元化的生命必然以死亡终结。若一家自相纷争，那家就站立不住。它会腐朽、会分解、会倒塌。我们若以判断这把双刃剑为生，我们终必死于剑底。

回复神经系统的正常运作并不困难——只需要拿掉口中二元性这毒苹果。要这样做，我们需要停止听蛇说话。蛇代表小我的欲望，它带领我们步向二元性。每个人里面都有两把声音——第一把为小我说话，带来判断、恐惧、防御和延续无知；第二把为 Ascendant 说话，带来清楚的感知、爱、无敌和自我实现。

我们内在的觉知之光越强，所有黑暗面、所有问题都会自然开始像变戏法一般消失。要解决人类生命的问题并不费力，也不需要深入和复杂的研究工夫；它们就此消失了，非常简单。打个比喻，我们可以说天国就近在咫尺。就在*此时*、*此刻*。要认识这事实不需要等任何时间。花几年时间冥想或祈祷是不需要的，净化身心来觉知这真理也是不需要的。我们每一个人本来就是有意识的！我们已被给予一切所需来成为完美的人，就像我们在天国的父亲一样完美。天国在那里？就在这里，很近，直接在我们手上，在我们心中。我们在天上的父是谁？祂在这里，很近，直接在我们手上，在我们心中：祂是我们扩展和发展到最极致的意识层面，是我们本身本然完美的永恒大我。全然是爱的神，只会按照祂

本身的形象和模样去创造。因此，神创造出来的我们也一定是全然的爱。

日出时，夜间的黑暗怎么了？它往哪里去了？睡醒时，我们的梦怎么了？往哪里去了？从某种意义上说，它们被毁灭了；从另一种意义上说，光升起时黑暗便被征服了，不过这是个颇不寻常的观点。当我们可以为日出的荣耀充满喜悦时，为何还要去专注阴霾和幻觉的下场呢？我们就欢庆于我们的开悟吧，别去哀悼无知的消逝。

当意识的太阳在心智中升起，所有生命中的阴霾自然退却，不劳心力。这是无人可挡的，它正降临在所有人身上；甚至没有人能做些什么去减慢这个过程，除非我们尝试去抓住那些古老僵化的信念。日出是无可避免的，就像生命一般确实；黑夜结束了。这是个完全自然而总会发生的过程。一旦开展了，这过程将一路继续，直到完成为止。

谁能阻止太阳升起？自然过程中，存在着某种令人庆幸的必然性。一旦无限意识之光降临后，要延缓这过程会十分困难。事实上，神经系统在完整意识状态中（作为生命之树）的运作是更容易的。再回顾时，醒着状态中的无数批判和信念（知善恶树）竟是如此顽固地紧抓着心智，实在是非比寻常。思想和感受的有限界线，怎拦得住无限的意识呢？这实在是奇特的、异常的、不可思议的，而且要维持着这状态会每天耗费我们大量心力。每天浪费如此多的能量是很累人的——上文提过，这就是我们需要在夜晚睡眠的原因；身体也因此而生病、衰老和死亡。为了避免直接地感知到实相，人类用掉了太多能量。

我们为什么要这样做？主要因为我们在心智很深的层面上，害怕另外那一个选择！我们不想认识我们是谁，怕得要死！小我使我们确切相信，要知道我们是谁就等于要失去自我。我们相信，要放开的话就等于我们会被一个整体吸收，而我们的自我也会被偷去。事情不是这样的！我们得到的是普世的、宇宙性的大我。但对于小我，这是恐惧、是死亡、是万劫不复。

如果天堂里面最刺激的活动就是弹弹竖琴，所有人都同一个样子，所有事情都是平等，有谁想去？我知道的没有几个。但小我就是要我们相信开悟就是这样子。

黑暗的源头

为什么我们就像害怕瘟疫一样避开内在成长、认识大我？第一个答案是习惯：是我们对生命的性质持有的信念和判断拦着我们前进。就某个程度而言，这是真的。然而，这些习惯为何如此拼命紧抓心智不放？要是 Ascendant 的力量真的是无所不能，那怎么会有足以挑战这绝对力量的对手呢？

逻辑上，是不可能有的。没有任何黑暗能量可以挑战无限力量，即使只是万万份之一秒。就算可以，那也不过是幻觉。

我们背向太阳，身前会有个影子。如果我们永远不面对光，我们可能根据个人经验，学会相信影子是真的。但是如果我们突然转身，面向太阳，那影子还有什么紧要呢？初时，眼睛会有点不习惯，有点眩，毕竟太长时间在黑暗中用

力辨别东西。而当眼睛习惯了自然运作，要看见黑暗中潜伏的影子就越来越困难，甚至看不到，因为黑暗已经不在了。

无限意识之光就栖息在我们每一个人里面。一定是这样，否则就不是无限。我们都是神圣火焰的火花——都是 Ascendant 的创造，也分享 Ascendant 的特质——无限的光、无边的喜悦、完美的平安、不死的爱、不朽的生命。只是我们持续不断，一刻接一刻背向光明的决定，让我们一直迷失在黑暗里。

这是一个比习惯更确切的答案：面向二元性的黑暗，还是面向合一的光明——是*我们自己的选择*。自由意志是人类的天赋权利，本自具有。我们的每一方面都是根据 Ascendant 被创造出来的。每一刻，我们都可以选择转身，重新取回我们的传承。

你听了或许会感到意外，事缘我们初初选择和光分隔开来，已是好久以前的事，大部份人对过去充满光的存在状态，只剩下黯淡的记忆。

回头看，可以容易看出为什么要花费大量能量去维持这古老的决定。无限意识之光渗透所有时空的每一粒微尘，宇宙里面每一粒原子，我们身体里面每一个细胞。要把无限困起来实在是难事。我们要持续花费极大量的能量；这对一般的心智都是极累人的工作，还加速衰老，最终杀死身体，连带引起一系列引人注目的生理、情绪和精神问题。「引人注目」是因为那清单长得惊人，而不是问题的严重性。

由于地球上每一个问题都可以追溯到同一个事实，即是我们每一个人一直都在一刻接一刻选择背向光，因此所有问题都是一样的。没有问题特别大或小，解决所有问题都一样容易。

这说法似乎有违常理。末期癌症、死亡，怎可能跟伤风或丈夫不事先通知带老板回家吃饭相提并论？假如所有问题确实没有大小之分，那么在开悟的人眼中，所有人类的困境和失望看起来都一个模样！

这确实半点不假。基督能够医病和起死回生，因为他完全清楚所有问题都是幻象，都是同一个方式衍生出来——转身背向了 Ascendant 无限的光。他知道他可以消除这些错觉，因为所有问题都是由同样方式产生，即是相信二元性。

换句话说，在真正的医者眼中，疾病和死亡不过是受苦的人的心智中的幻象。医者如不受幻象所困，那他们就可以帮助那些仍然受困于古老而持续的决定的人。医者借着向病者揭示真理，他就治疗了病者。医者眼里只有真理：受苦的人是无恙的，人人都是 Ascendant 在地球上的完美体现。当病者选择认同这个看法，改变心智和回头面向内在的光，治疗便即刻发生。只是相信二元性的真实性使我们停滞在错误中。关于任何信念的好消息是，只要有新经验，信念就能改变。

我并不是主张我们站在一个病者面前，语带批判地说：「你的病是幻觉，起来，即刻康服！」我也不是主张，我们自己要做这愚蠢的行为。我们不能靠采纳一个新的信念系统，来让旧的脱落，而是靠学习经验一个不同的现实来让信

念改变。只有新的树，才会长新的果实。假如一株老树只能长出绝望、疾病和死亡的毒苹果，我们就必需栽种一株新的树来长出新一批喜悦、健康和生命的果实。

　　这本书相较现今标准写得略短，就为这个原因。讨论无限的光并不等如经验它。单想着巧克力，我们不会尝到巧克力的滋味。拿起这本书，读一下然后说道：「哟！这书真有趣，」然后顺手把书放回书柜，从来不去尝试发掘写在这里面的真理，这行为不过是反映出折磨着世上大多数人的另一种的疯狂。这不是一本关于实相的书！这是一个公开的邀请，请你去经验实相。或许现在，这个分别应该开始变得明显了。

　　现代世界有太多令人失望的地方。曾经有过许多承诺，都是空话。有些人实在已经很泄气，变得悲观，变得厌倦，即使他们真的偶然遇到一条通向开悟的真正道路，他们连跟随最简单的指导也做不到，过一两天便逃之夭夭了。我们教授 Ascension 时，偶尔遇到这些伤心的灵魂。花了一两个小时、一天或者一星期，马虎地尝试扭转这些无用信念的毕生习惯后，转身就在恐惧中逃离了 Ascension。怕什么？转向面对内在的光带来的转化。他们甚少，或者从未认识到这就是驱使他们逃跑的原因，可是这只是虚幻的小我用最荒谬和有限的界线，来捆绑我们的生命的其中一个技俩。

　　怎可能有要跨越的距离？这是个意识极微细的内转，我们只要直接逆转一个古老的决定，非常简单。「天国近了」是个绝对正确的陈述。不是说只要你用若干时间做若干事情，天国就会在将来等你。不是的，天国就在*此时*、*此地*。「我

的名字是我是」，不是「我将会是，」或者「我过去是。」正正就是当前一刹那——当下、此时、此地！照这样看，技巧是不需要的，师傅是不需要的，持久宏大的信心和经年累月的痛苦学习也是不需要的。回到你的家，完美的内在的光，不花任何时间，不需要练习几年，也不需要以无比坚决的恒心，历生死劫来慢慢进步。

有一个古老故事很能清楚阐述这点：

一天，神逛到这个世界，来看祂的孩子日子过得怎样。路上，祂遇上一个苦行僧。这僧人尽其一生折磨他的肉体，奉行严格的精神戒律。

经过长年练习，那苦行僧的官感已多多少少获得净化，他认得出这个散步路过他山洞口的人，完完全全安住在内在神圣大我的意识之内。僧人忍着痛解开僵硬的体位，走到神跟前，鞠躬行礼，说道：「伟大的灵魂！我看到您是个知道光明的大师。尊贵的您，恳请您告诉我，还有多久，我才可以证悟内在的神圣本性？」

神亲切微笑，愉快地说道：「我的孩子，你做得不错！以你目前的进度，只需要照样子努力多一辈子，便可以证悟你内在的神圣本性。」

那苦行僧面容扭曲，深受打击，忍不住哭道：「还要过多一辈子这样可怕的生活？我连忍受这样无聊痛苦的日子多一天都成问题，你叫我如何忍多一辈子！太残忍了！你今天诅咒了我！别再让我看见你，你这个冒牌货！我一定不会相信你这种人！」

　　神怀着爱意对他笑了笑，便继续上路。没多久，他遇上一个又唱又叫，在河中心玩水玩得好快乐的白痴。这人日常的活动便是大叫：「神啊！我多么爱神！神啊！我爱神啊！神！」这个笨蛋从来不关心他的生活需要，不理会是否有饭吃、有衣服穿、有房子住。也不理会他是否清洁或污秽的，冷或热，湿或干。在现代社会他可能就要被关进精神病房了，可是在当时，村民看见他无害，也就不计较他的疯疯颠颠，偶尔还给他一块半块面包，一些半烂的蔬果充饥。

　　这个好看的陌生人散发出的神采，吸引住这白痴的目光，叫他从水里走出来，到他跟前鞠躬，说道，「太好了！神派来了一个伟大的灵魂。近来我独个儿日子实在过得太好，我都忘了我有个目标。很久以前，我展开了寻求开悟的旅程，但近来里面一直有喜悦涌出来，我都分心了。今儿看见您，提醒了我这趟旅程，能够请您告诉我，还要多久，我才会证悟到内在的神圣本性呢？」

　　神亲切地微笑，愉快地说，「我的孩子，你做得不错！以你目前的进度，只要照样子多活七十多辈子，便可以认识你内在的神圣本性。」

　　「照样子活多七十辈子！」白痴满心完美的喜悦，叫了出来。「太好了！伟大的主，您今天赐给我的，实在是个完美的恩赐！」白痴想到七十辈子如此的喜乐，心中立时溢满喜悦，脑袋里最后一丝疑惑都离他而去；他的最后一个问题融化入喜悦里，喜悦就是他的生命；他的无知从此粉碎，永不逆转；顷刻间，他成就了最高层次的开悟。

不要在哀伤的诗句里对我说，
「人生不过是一场幻梦！」
昏睡的灵魂是死的，
事情真相并不如我们所见。

人生真切！人生实在！
坟墓并不是归宿。
「你本是尘土，仍要归于尘土。」
不是给灵魂的话。

在世界这辽阔的战场，
在这人生的营帐，
别学那无性、任人指点的小牛！
做个勇战的英雄！

伟人的生命昭示我们
生命可以活得高尚，
还有，走的时候，
把一路走来的脚印留在时间的沙子上。

——朗费罗

六．爱

我的名字是「我是」

我们世俗人一般认为时间有三种：过去、现在、将来。我们会为过去做的事和把握不住的机会后悔，也会为未来的日子担心，好多时候，我们根据这两种习惯来做生活上的种种选择。为将来而活有一个问题：将来永远不会来到。将来只不过是个虚构的概念，根本不存在。只有*现在*——现在伸延到所有地方，所有时间。过去也一样不存在：在这一刻之前，的确有一串不间断的当下时刻；在将来也一样有一串不间断的当下时刻。当下，现在，是唯一的时间，过去有过的唯一时间，未来会有的唯一时间。

所以，要得到开悟是容易得近乎无稽的——无限的光辉已在此时此刻，就在我们每一个人的掌握之中。我们只要不再试图活在过去或活在将来就可以了。太阳一直都在照耀；我们只要停止跟它前面飘过的白云认同，就得自由了。

那个不快乐的苦行僧没有享受现在；他一直都在希望在将来证悟他的大我，因此叫他想象多一刻那样的折磨，已经叫他痛不欲生。另一方面，那个快乐的白痴，却充份地享受当下的每一刻——他只要一想到可以持续地活在狂喜的当下，便充满喜悦。他的神经系统本来已经满载喜乐，这额外的喜悦冲击，不是他小我本来羸弱的信念系统挨得住的——他心智的旧限制，本来已没有剩下多少，现在全数被摧毁——当下的无限光辉透过他向上、向外绽放开来，永久地转化他的生命。第一次，他的双眼完全打开；他认得出站在身前的就

是神。这刚开悟的一位，向上主躬身顶礼，为一切万有的根源流下喜悦和感恩的眼泪。

我们人类有一个不幸的习惯，就是常常没必要地把生命弄得复杂。爱极之简单，绝对基本，不用任何训练，永远都在转化着，并随着付出而累增。爱是整个宇宙中最大的秘密。爱和其它伟大秘密一样，都是公开的，彷佛没什么价值。所有人想要爱，爱都在；爱是无限量供应的；爱随着时代而增加，却永远都是无限充沛。

是什么阻挠着我们去完全地经验爱、表达爱呢？事实上，完全没有。爱是每个人生命最自然的表达，是构成所有事物最基本的元素，是历来每个人的每个情感的最内在基础。对每一个人来说，体验爱，比体验任何悲观的情绪，任何憎恨或恐惧的感受来得简单得多。那么，为什么这个世界显然地因为缺乏爱而濒临死亡？在工业、政府、疾病、罪行、疏忽各方面的滥用，有什么不会因为多一点爱所启发的更广泛视野，而得到疗愈？世界因为缺乏爱而正遭扼杀！那无所不容的生命的奇妙在哪里？那无法抵挡的喜悦又在哪里？世界何以病得如此沉重？

今天我去了夏洛特，参观一个花园。面积不大，三英亩多一点，可是园内处处美不胜收。开辟这片花园的是一对夫妇，1927年他们买了这片空地——当时，那片地可是光秃秃的一片红泥玉米田，一棵树也没有，就在北卡罗莱纳州；现在，他们的「翼园」被认为是那一带最漂亮的花园之一。这花园有名，除了因为它本身的确很美之外，还有大批种类不同的野鸟在那里安巢或稍作逗留。两位创办人付出的爱，把

这片一时荒废的土地，转化成一个小奇迹。这对夫妇并没有怎么与众不同，除了一件事——他们凭直觉深深地掌握了开悟者其中一项最基本的原则——如果你想体验爱，付出爱。

这世界并不是没有爱，相反地，无论什么时候，无论在那里，这世界都包含着满溢的爱。那些寂寞得发慌、渴望爱的人都是活在自己一手造成的地狱里。他们寂寞和渴望爱，只是因为他们要求别人先证明自己爱他们。

曾经，我有个朋友，我叫他做小麦克。他在不少方面都很有才华：弹古典结他有一手，跳舞出色，说话技巧高明，星象学也有心得。麦克却一直不能跟异性维持一段稳定关系，最多只是几天。我有一次问他的看法，我认为他给我的答案，相当有启发性：「我比谁都更懂得爱。我知道的！可是我得等那个完美的女孩出现，我才会表露我的爱。」

「你怎么认出这个人呢？」我迷惑地问他：「有没有特别的外型呢？」

「喔，不，没有这么肤浅。那个完美的女孩会先爱我！她会愿意把自己完全交给我，对我完全打开她的心。她结交到我简直如获至宝。我知道自己能爱多么深。她真是太幸运了。」

我们不是经常也这样想吗？「只要他戒烟/戒酒/戒毒/找份稳定工作/对我好一点/多爱我妈一点/对我的孩子好一点，我就把心都交给他了。」我们不难看出这种想法是完全的本末倒置。等着被爱的人，将要永远等下去。先爱人，就会被爱。这是绝对的保证。

　　还有一种类似的想法。这种想法要对方先提出爱的证据，然后才还爱。通常是这样的：「佩琪说她爱我。如果她真的爱我，她就会……」然后我们便填上任何我们想，或者相信佩琪要为我们做的，才核实她的爱。我们有个根深蒂固的习惯，就是常给其它人的爱套上很多指定的要求，来符合我们心目中的浪漫理想，这是我们心智中那个喜欢沉溺于幻想和/或未来的部份，所创造出来的。

　　可是，行为根本没有绝对的标准。被某人所爱并不是说对方一定要符合我们想要的僵硬标准。相反地，两情相悦的爱，会自然地增加表达的自由。在我们的社会里，很多人觉得谈恋爱便是把伴侣关在笼子里，加以控制、界定、管制，和捆绑。通常当一段关系中男性一方占了支配地位，压倒女性一方，这就会发生。不过，也有时候是倒过来的。

　　我们有好多理由想去和尝试驾驭对方，而最主要的原因还是缺乏安全感——「要是我不好好看着咏珊，她就要找别的男人了。」——「我不看他紧一点的话，俊杰就会出去鬼混了。」诸如此类。

　　再者，缺乏安全感是过去经历使然，有很多不同的诱因——「我十六岁的时候，爸爸交通意外过身了。」——「我四岁的时候，妈把我丢给姑姑照顾，足足三个星期呀。」——「我老婆跟那个卖吸尘机的跑了。」这单子就像人类曾有的生命经验一样长。可是，任何一种不安感，归根究底，总是觉得自己没有价值，这种感觉是根深蒂固的。

　　当我不觉得自己值得爱，我就会下意识地铺排自己的生命，来证明自己没人爱。我将会一次又一次向别人显示出自

认为是真的自我形象。然后，我便可以理直气壮地跟别人和自己说：「你瞧，我跟他/她的关系维持不下去，因为他/她根本不够爱我」，「这不是我的错」，「我是无辜的」，「是她/他背叛了我。」

要把自己的命运掌握在手上，其中一件比较难做的事，是对我们生命中不惬意的部份负上个人责任。然而，这也是其中一件最重要的事。

当我们因为任何事怪责任何人，我们就是在把自己的愧疚和贫乏的自我价值投射到世界上。要在外面看到内里根本不存在的东西，是很难或没可能的事。

兔子活在兔子的世界，不是小鸟的世界。狗儿有狗儿的宇宙，不是人的宇宙。假如一位天使来到你的门前，而你却不相信有天使这回事，你会看见什么？当你相信所有人都对你心怀不轨时，你会怎样跟不认识的人打招呼？当你相信根本所有人都不值得信任的时候，你怎能相信任何人？

在大城市里，我们每天在街上遇上千万个陌生人。我们对他们的存在已经司空见惯，懒得望他们一眼。他们或许喜孜孜的向我们微笑着，可是我们还是待在自己的私人世界里，不去跟他们打招呼。在繁忙的大街上是如此。在宁静而少人的公园也是如此。我们独自上路。我们在人流中穿梭，不抬一眼，不发一言。每一天这情况不断在上演。我们这么害怕，是怕什么？每个陌生人都是罪犯吗？要是我们胆敢笑一下，或者冒个险说声你好，我们就要当场被人抢劫或强奸吗？我们的所作所为，就好像我们相信这是真的一样。

运作这一切的基本原理是：宇宙把我们对生命的信念和理解，完美地反映给我们。其中原因的一部份，源于人类的生理机能——我们的视力比不上鹰，嗅觉比不上狗，听觉比不上海豚——可是，我们人类官能感觉的范围大小，其实主要是取决于我们的信念系统，以及由那信念系统所生的累积经验。

信念的威力

通常我们并没有发觉信念威力有多大，运作有多微妙隐晦。我们一般不会认为，近视主要是由根深蒂固的种族、社会或家庭信念造成，而生理因素不过是次要的。我们不相信心智主宰了身体，而不会倒过来想。然而，文献详实记录了多重人格患者的案例，一个人格相信他视力很好，不需要戴眼镜，可是另一个人格却相信自己看不清，而且没有人工矫正视力的话，他就是几近全盲的。肉眼功能的好坏竟是决断于当其时的主控人格！

另一个例子，一个人格对橙敏感，一吃橙便会全身出疹；另一个人格却爱吃橙，吃了却没有任何毛病。我们通常对这些案例不屑一顾，认为太荒诞太不寻常，对我们的日常生活不会有什么重要性。然而，我们当中有多少人在内里有夹不来的多重人格，深深影响着我们的行为呢？

我们通常会觉得身体和心智是分开的实体——有生理上的问题，也有心理上的问题。但是实际上，身体和心智比较像一个连体——我们的惯性思考和信念，会在生理的结构上集体地表现出来。身体是附属心智的工具，而非相反的情况。

身体本身靠自己，是没有力量做任何事情的。没有心智同意，身体不会病，也不会受伤。

这观念是不是很难掌握？我们的标准世界观，主张身体才是主要的，身体限制着心智。我们要是习惯了去相信身体限制着心智，那么要推翻这个概念就格外困难。可是，如果我们可以松开信念和判断，即使是一瞬间也好，我们便会发现有其它方式可以观察心智和心智跟身体的关系——这些方式或许对我们更有益。

如果个人改变他的心智，身体就会适当地响应。因此，像疾病或创伤的突然逆转的生理「奇迹」，其实是病者心智的深层改变，而不是「医者」心智的转变。「医者」本身已经疗愈了。这说明为什么那么多希望痊愈的祷告，都好像没有响应一般——治疗从来不会来自外面——永远都是由内而外发生。我们内里那份神的力量足以疗愈任何人的任何事。当你能察觉到你的内在「神圣本性」，你自然会拥有完美的健康。然而，如果神作为外在的力量，与你内心最深处是分隔的话，神给你治疗便是否定了你的自由意愿。我们是照神的形像而受造，意味着选择上的「绝对」自由。这是永不会被废除的。首先你必须改变自己的心智，来渴望完美的健康。这样，疗愈必会发生——它是伴随你本性而来的副产品。但是，心智必须在你本体最深的层面上改变——只是在心智的表层决定「我是健康的」，不但没有用，而且可能扰乱心神。在意识的思考层面上不断重复一些肯定性的思想，虽然有时可以安抚困惑烦恼的心神，但是要帮我们深层地转化对「实相」的感知，却一无是处。每天重复几次肯定性的思

想，要抵消成年人每日的平均十万个思想所造成的强烈的习惯模式，实在没什么用。

在「小」病上改变你的心智，看来会比在重病危疾上改变你的心智更容易。要征服一般伤风感冒或许难不到你——或许你很多很多年没有病过了——但突然发现患上癌病，便觉得除了化疗和电疗外，别无选择。

有些疾病的观念比其它疾病的观念较深地植根在我们内，也较深地植根在人类的集体意识中。我们对某些疾病或创伤的信念愈是基本和普遍，想疗愈的话就必须有愈深广的理解：深知道自己是绝不可能患病或受伤的。

我一个医生朋友，告诉过我一个离奇的故事，这故事说明我们心智相信什么，就会因而决定身体的健康状况。有一天，一位矮小可爱的老妇人来看这位医生，抱怨自己下腹痛得利害。医生替她做手术检查，结果显示，这不幸的灵魂最有可能是患了直肠癌。

医生替她开刀做手术，证实的确是患癌，而且是末期了——癌细胞已经扩散到其它几个器官，没救了。医生断定她活不过三个星期，伤心地替她缝合，心里挣扎着要不要告诉她这个可怕事实。他试过，可是始终开不了口，他办不到；反而告诉她不过是生胆石，而且已经替她移除了。他对医药这门科学很伤心失望。伤心的医生跟老妇人道别，心里晓得不会再见到她了。

一年之后，同一个妇人走进他的医务所，还容光焕发，告诉医生她在手术之后多么精神和快乐。你试想医生有多惊

讶！医生替她检查，发现不了癌细胞的丝毫踪影，这让他大惑不解，问她自从上一次见面之后，有没有什么不寻常的遭遇。

「没有啊，」她答道，「但我一定要告诉你！上次来看你，我多怕你跟我说是癌症。你解释说只不过是胆石，我顿时放下心头大石，开心起来了，所以我决定剩下来的日子我不会再多病一天。」

一个奇怪的巧合吗？一次没因由，不寻常又罕见的疗愈吗？多数医生都会偶尔碰到这种案例，可是由于没有医学解释，都选择置之不理，把它们归档编入「自发性（因此无法解释）复完」这个包涵甚广的类别里。

你认为呢？

七．一切万有的源头

过去从来没有一个时间，我不在。
你也是，这些人中之王也是，
也不会有一个时间，我们不再存在。
——博伽梵歌

世上最古老的哲学思想，宣称人类民族远比历史记载的还要古老，是考古学家、古生物学家和人类学家做梦也想象不到的古老。自从宇宙展开漫长的历史，有意识的生命一直都存在。「拥有自我意识的存在」是唯一一个贯彻性或有意义的人类定义。几呎高、几呎宽、几只手几只脚几个头，用任何这些生理特征来定义什么是人类，实在是太琐碎了。

要是这样，那么到底人现在的生理结构是不是由猿人一类的生物演化过来，就变得毫不相关了。我们是不是由较低的生命形式演化过来，跟我们的开悟成长没什么相干；我们体认自己都是由万有的根源显化出来的，保持跟祂连结，这才是重要的。我们对这根源有很多不同的称谓，其实，我们无论称这根源作什么，都不会冒犯这根源。然而，由于很多给这根源起的名字都跟信念系统有关联，而其中有些信念系统又跟恐惧有关联，或者被小我以其它方式曲解了，所以在这教诲中，Ishayas 通常称这原始的力量之首叫做 Ascendant。

Ascendant 是一切万有的总和。祂是所有生命的源头、本质和目标。这个有一万亿个银河（每个各有平均一千亿个星体）的浩瀚宇宙是 Ascendant 的一部份——一个小部份。每一个现正存在、过去曾存在和将会存在的人都是 Ascendant 的一部份。每株花草、每头动物、每撮泥土、每

颗能量粒子、每个理性念头、每个情绪、每个造化层次的每一样东西，全都包含在 Ascendant 之内，没有例外。过去、现在、将来每个时间、每个地方、每样东西都是 Ascendant 一部份。过去从来没有，将来也不会有任何地方的任何事，不是 Ascendant 的一部份。

多数人至少在理智上能够理解这个概念。但大多数人也很难想象得到它真正的意义。如果有人做得到，即使是短暂的一刻，他/她将发觉自己的生命永远地转化了。

现代物理学开始证实，一个绝对抽象的「宇宙实相」是确实存在的。所有物质都可以还原至能量；在造化最微妙层面中的能量，是威力十足且无所不在的。量子力学基本状态，是弥漫整个宇宙及「无所不在」的，充满着无限创造的能量，是万有的源头。据说这整个浩瀚的「宇宙」是150到200亿年前，由一个10的负43次方公分的面积，在一刹那间生出来的。

可是，现代物理学没有为我们揭露的是，这个造化的根基，事实上是对人类的意识开放着的。无论是过去、现在、将来，没有一个人不能体验 Ascendant。这与身体的健康无关，与心理的健康——理智、心智、情绪——无关，与任何信念系统、习惯、对生命的批判都无关。要体验 Ascendant，那个「普世性的」万有的源头，是不需要任何先决条件的。

如果 Ascendant 是无所不在，又如果所有人无论在何时何地都可以体验到的话，为甚么有意识地体验到祂的人如此稀少？为甚么这么多人相信 Ascendant 的存在，又同时相信

要得到祂是困难的呢？为甚么许多人觉得要体验 Ascendant，需要经年的苦练，甚至要有相当大的运气呢？东方文献中满载着这些描述：若要开悟，达到和 Ascendant 合一的完整意识，我们必须苦修磨练。而西方则认为「灵魂的黑夜」是爱上帝的基督徒常有的遭遇。就是每每体验到稀有的和瞬息即逝的神圣经验后，很快便难免再堕入俗世感官的悲剧迷雾中。我们相信寻找「真理」的人都有这样的命运：被世间欲望诅咒、被物质奴役和注定沮丧的一生。难怪这么少人寻求这目标！达到目标的机会这么渺茫，何苦要花时间追寻自己没把握的事？

在地球上任何一处，完全开悟的智者、巫师、祭师、传教士、魔术师、圣人等确实如凤毛麟角般罕见——不同的传统对这些有意识地跟 Ascendant 联系的人有不同的称呼，但那实相是普世性的。

然而，有少数人*已经*成功了这个事实，就已经是（或者说，可能成为）我们所有人的希望和鼓舞。心理学家亚伯拉罕·马斯洛定义的高峰经验是*普世性*的，认识到这一点会有帮助。高峰经验说来就来，在任何最意想不到的时间发生在任何人身上——在山上仰望星空之际、日落时听海浪声之际、慢跑时、临睡前、孩提时代的早期、在一张堆满杂物的桌子前、凌晨时分漫步在无人的街道上时、产妇临盆时——要把这些神奇的时刻表列出来，它就像人类民族一样地广远。突然间，感知的门一道道打开了，眼中的世界完全不同了。在这些稀有、珍贵的时刻，一声大「啊哈！」急掠过我

们的灵魂；我们认识到宇宙其实很友善，生命是美好的；而也许，只是也许，生命是有意义的。

既然高峰经验是*普世性*的，我们就有很大的希望。由于这些经验可以随时随地来临到任何人身上，我们就至少能希望它可能变得系统化；它能经常性地被人经历得到；它不是只有那些罕有、幸运和有才华的人才能得到，而是我们所有人都可以分享的。

高峰经验可以成为生命的日常经验——这提议可能叫你感到意外。你只需要把指导你人生的信念系统稍为放松一下。我不是说你要放弃任何信念，但是为了使你从这些以 Ascension 为主题的文字里获益，你有需要对那认为追寻的旅程不适合你或不可能的信念，思疑一下——只是稍为思疑也好！或许有一种生活方式，能带出不断的喜悦、创意、光辉、健康和爱，想一想这念头，对你又有什么损失呢？假如你可以这样生活，你想要吗？

在长长的历史之中，有不少人描述过较高的意识状态的经验。这些描述经常出现分歧，让我们以为写的是不同的现实。当追随者死抓住老师教导的字面意思，却欠缺了有意识地溶入到 Ascendant 当中的体验时，他们便难免会混淆弄错老师的原意。这是知识的悲剧：在无知这块顽石上面破裂成碎片。

如果两个人同时都是意识完全开发的话，那么一个苏菲回教徒的开悟，和一个基督教圣人的与神合一，都会是同一椿事情，没有分别。一个完全证悟永恒三摩地的印度教徒，跟一个完全证入涅盘的道士，或者证入永恒禅定之境的佛教禅

师，他们的意识状态并没有不同。表面上我们可能不一样，我们的信念或者语言概念也许大相径庭，让我们很难了解对方，可是本质上那意识的内在实相是一样的。

即使是在最常见的醒着状态，我们的相同之处还是远超差异之处。要了解宇宙和我们自己的本质，最有用的方法是单纯地体认到我们所有人是多么的相似。

我们都是意识的容器，都是完美 Ascendant 万有根源之光的管道。对这一点要产生理性的认知并不是特别困难；好消息是，要廿四小时有意识地持续经验这实相，也不是特别困难。「不住的祈祷」指的就是这回事。（可以肯定说，不住的祈祷不是指用不断的口头祷文催眠心智，越念越累！）人类的自然状态是持续地证入 Ascendant 的经历里。这是祈祷的最高境界，也是最高的意识状态。单纯的事实就是，证入这种纯意识的恒常觉知状态，比不证入还要容易很多。要不开悟，反而要耗费大量的心力和体力！这些浪费掉的能量让身体衰老，最终摧毁了身体；依我们观察到的，这正正就是常人要睡这么长时间，经常犯病和心绪不宁的原因。我们在极尽所能地阻挡着大无限！实际上，否认对 Ascendant 的内在觉知，比经验祂要困难得多！想想看，假如这有可能是真的，难道你不会宁可是这样吗？

真幸运，这的确是真的；因此，所有声称冥想或向神祈祷是困难的人，一定是错过了这生命本质的基本真相。如果 Ascendant 是遍在的，包括在你里面的话，那么要认识祂怎会是件难事呢？只要把你对实相的了解层面转移一下，就行了。

　　或许因为我们认为丢弃没用的思想系统是困难的，所以就相信要经验 Ascendant 也会困难。我们一直都被教导，亦学会相信习惯是很难改变的。当我们决定「应该」做些对我们有益的事，或停止做伤害自己的事，不管那个「应该」指的是什么：应该多做运动、应该吃少一点、应该戒烟、应该戒酒、应该别虐待自己、妻子、员工或子女，我们会挣扎，会发牢骚，会投诉。

　　这样的生命是在退步。你不用责打狗儿来使它乖乖留守在后门，只要偶尔给它几块骨头，狗儿就不会离开！同样道理，心智都不喜欢被强逼。只要有新经验，心智就跟着来了，乖乖服从你的心愿。

　　经常有人把心智比喻为一只在树枝间跳来跳去的猴子。提倡专注的人坚持说，让心智安静下来的唯一办法是用硬的手段逼它服从。即使意志坚定的人，也发觉这条路不易走，举步为艰。常人忽视的一件事，就是猴子由一棵树跳到另一棵，*无非是为了找一只理想的香蕉*。心智会活动，单纯是因为它要做它的工作，即寻求更多的享受和经验；如果我们给它 Ascendant 当中无限喜乐的理想经验，它自然就定下来了，完全静寂，享受那个经验。

　　人类成长过程中发生的是：小孩出生之初是白纸一片。可是，即使是在胎中时，印记已经开始累积。我们并没有先经过意识考虑才采纳行为模式和信念——我们依照它行事，受它影响，然后就采纳它了。我们还有选择吗？父母对小孩来说就像是神。能够打破这些深刻的习惯模式，用清新、纯真、自由的眼睛看世界的，是个稀有的灵魂。

知道我们的本来面目，何以如此困难？会不会是我们的习惯烙印太深，深得远超过我们的想象？或者是一直都有某一个更高的目的，驱使我们深入问题；好使有一日，我们终于从这二十一世纪的地球上这具肉身里觉醒为止？

我们怎样走到目前这一步是个引人迷想的题目，值得我们来日花时间研究，但对于现在回答「我们怎样逃离这里？」这个问题，并没有什么帮助。因为这问题牵涉到我们直接的需要。

万有之门

这个世界似乎是个非常可怕的地方。我们人类总是跟自己打仗，不是在这里，就是在那里；人生的风险各色各样，遍布各处。这个肉身随时会被压碎、灼伤、冻僵、炸伤和摧毁；身体会生病、衰老和死亡。我们劳动一生，只为储钱养老，然而，一个衰退潮来到、或者房产市场大跌、或者一次错误投资、或者国家加入战争或者某些天灾人祸……我们的毕生心血便付诸流水了。就算这些都没有发生也好，很多时候我们跟不上改变的步伐和退休的新要求，生命只有随之枯萎而死去。生命从来无常。我们谁没有经历过亲人挚友通过那条所谓死亡的神秘通道离开我们呢？他们到哪里去了？为什么要走？多少人曾遇上毁容的意外、可怕的疾病或者染过毒瘾呢？这是个可怕、危险、恐怖的世界。至少，看来就是这样。

然而，我们有另一个看法。在有形世界转变不停的骚乱表面之下，有一大片不变的平安海洋。当我们跟有形世间中起

起伏伏的波浪认同时，我们会在享乐和受苦中交替浮沉着，最后终有一死。然而，幸运的是我们有可能——而且显然高度地欲求——与生命之洋的深层宁静作出更强烈的认同，过于认同被风浪撕裂的海面。

我们这个「认同－觉知」的转移，带来无限的稳定、无尽的和平、永恒的内心宁静。这并不是说消极的生命胜于积极的生命！和尚不比在家人有更大机会开悟。一个无知的生命跟一个有意识地体悟内在真理的生命，两者之间的分别，并不是基于*任何*外在的东西。遵守严谨的戒律是不需要的。永久地植根于 Ascendant 之内的意思是：任何活动无论是多么活跃，都盖不过内在觉醒的无限宁静和永久的平安稳定。在这境界，有效地生活是实际可行的。

在这发生之前，我们就像秋风扫落叶，被生命之风在常变的压力下吹得随处飘零，很少有平安和稳定。我们的生命都是对其他人的生命或行为作出的反应，不是在真正的创造，也无法安住在当下一刻所提供的自由和选择里。开悟之后，我们不会反应（*react*）。我们*行动*（*act*），不再受制于自毁性的行为模式、信念和判断之内。我们直接觉察到当前一刻的需要，完美地创造。这就是自由；这就是无可挑剔的正确行为。这就是活在当下的生命：心智不再被后悔过去和担心将来的习惯困住。

当我们为过去的经验、选择和行为后悔，我们不会从中得到任何收获。过去已然结束；此时此地，过去是不存在的。要是容让过去来指导我们的话，就只会成为我们以往看法和信念的奴仆。

你有没有试过遇上一个从未见过的人，立刻就被他吸引住了？或者有没有遇过一些新识，无缘无故第一眼便觉得这个人好讨厌？这就是活在过去。一个面孔或一个身体能引起一个深层回忆，让我们联想到一些我们过去爱过或恨过的人；我们根据古老的记忆，一瞬间便批判了这个新识而把他归了类。

开悟的人对所有的人都有一个内在反应，就是喜悦。就是那恒常的完全接纳，显化着无条件的爱。外面的人可能看得出，也可能看不出来。开悟的人没有一套「行事规则」，他们吃什么、穿什么、住哪里、说什么、想什么都没有固定模式。相同的是，他们都完全觉知到内在的无限光辉，以及伴随这个内在光辉而来的那份彻底的、完美的内在和平。

Ascendant 是普世性的，无处不在。祂在每一个人心内、每一个心智里面、在每一撮泥土里面、每个太阳里面。Ascendant 用祂散发的奇妙光辉渗透充满一切时空；没有一个地方，祂不能被看见，被完全认识。我们这些有自我意识的生命的任务，便是首先找寻 Ascendant 的光。

古往今来最大的秘密就是：如果我们全心全意在我们心内找寻 Ascendant，那么不止我们自己被疗愈，所有人都会因而自动被疗愈。我们之间似乎有差异，但这些差异却不是真的。实际上，我们都是一体。我的救赎，带来你的救赎；要是我活得平安，那平安一定也会影响你。一些前线的物理学家说过，一只在客厅墙上走过的苍蝇，同时也在火星上走过，同时也在时间的开始与尽头走过。幸运的事实是，这主张的真实性是远超过他们所能领悟的。

当我谴责我的兄弟，我在谴责谁？当我称赞我的姊妹，我是在称赞谁？当我们把黑暗的思想藏在心底，我们可以绝对肯定一件事：我们在外面看到黑暗。如果在里面的全是光，我们也只能在外面事事物物中看到光。宇宙是我们的一面镜子：我们也是它的镜子。

对一些人来说，这似乎是一派胡言。相信世界是平的并不等于它就是平的。然而，我写的不是基于信念，我写的是对万有根源的直接个人经验。我们是什么，世界会如实反映，不多也不少。我们是怎样，世界就是怎样。我们注意什么，我们就是什么。

有一个古老故事阐述了这一点：

从前，一个年轻的门徒想测试他师傅觉悟到什么程度。他听他师傅说过好多次，那心内的纯洁在这世界看不到任何邪恶。他决定查明师傅是不是说得出做得到，抑或这只是某种理想。

这徒儿带他师傅走进一条荒废的小巷，两人经过一堆垃圾，堆上摊了一只腐烂了的狗尸，大概被遗弃而患病死掉了。那徒儿想象不到有什么比这更难看的了。他领着师傅走过去，满带着怀疑的口气说道，「真恶心，这腐烂的畜生！师傅，你跟我说过谁有眼看，都会看出生命全是真理和美好。这堆腐肉可有什么真理或美好没有？」

师傅别过头望着他，眼里充满着喜悦，笑道，「你看不见这小狗洁白的牙齿吗？瞧瞧月光照着牙齿闪闪跳动的样子！难道这不是你见过最神圣的珍珠儿吗？」

这个故事有其它版本，说那师傅眼中的赞美实在太强烈了，马上便让那条小狗起死回生，恢复了健康。

我们不要把开悟跟盲目混为一谈。完全开悟的人才有能力真正地「看」。没有任何成见、判断和过去的生命经验可以遮盖当下本然*如是*的实相。而当下本然实在的，是 Ascendant 的完美光辉。当我们进步时，这点会变得更清楚；所幸的是，不需要相信这些，也会向前边进。事实上，要成功地 Ascend，你不需要相信这里写的任何东西。Ascension 和进化的过程一般并不是基于信念的。真幸运！实相并不是建立在人类的信念或顺从的基础上。假如实相是取决于众人的协议的话，这才是个奇怪的世界！

完全开悟的人，既不局限于单一的表达方式，也不局限于单一的感知。举例说，开悟的人可以表现得（在所有人眼中看来）满腔怒火——*假如*情境上需要是这样的话。有时候，一把盛怒的声音比任何药物更能推动冥顽不灵的学生去超越他们的信念系统。然而，永远不变的是那内心的稳定，个人的灵魂寂静地内住于对 Ascendant 的不断觉知当中。

不是所有开悟了的人都选择做师傅的。较高的意识状态稳定了之后，自由意志的主导更强，而不是更弱。其中很多人满足于无上宁静的生活，离开烦嚣的尘世。可是，有些特别的人成为师傅，是因为宇宙心智决意要借着他而普行于世。知名度的大小或受欢迎与否，并不是衡量内在觉悟的标准。一位最伟大的老师，也许只教一小班学生，就觉得够了。或许不然。所有这些都是宇宙的一场大游戏。

　　传统上，大约一半开悟的人选择隐修生活，带着几个入室弟子，出离世俗。其它的则选择入世参加尘世这出戏剧，创建新的教诲。出世、入世均视乎时代的需要，和在历史关键时刻，群众的接受能力而定。在我们的世界，有一个深广的智慧在运作；宇宙心智的每一方面，都按照需要而正在恰当地展现着。

　　举例来说，Ishayas 的白色、红色和黑色的上师，自从若望宗徒创立之初就甘居于喜马拉雅山人迹罕至之处，过着静默的生活。为了现代的世界，他们选择了保存和守护二十七个 Ascension 技巧。这些技巧一直被秘密隐藏，直到世界踏入第三个千禧年。更正确的讲法是：Ishayas 受了无限智慧的圣谕，在静默和避世中守护着 Ascension 的教诲，一直到现在为止。

　　同样真实的是：现今 Ishayas 得到指引，也认知到他们等待已久的时代终于来临了。隐藏多年的教诲现今要传扬出去：Ascension 要来到世间了。其中一位 Ishaya 已接到命令，要把这教诲带到世间。他们其中一员，一位兼具智慧、慈悲和力量的黑色 Ishaya 大师，为了所有人的利益，在西方建立了这教诲。

　　那些能认出这个古老教诲的权威而顺应它的人是幸运的：他们的生命会以想不到的方式转变。当他们旧有的妥协和不整全的毕生习惯渐渐剥落，而换上每时每刻都持续地经验到内里那一如不变的本体时，开悟就降临了。任何人毫不费力地踏上 Ishayas 的 Ascension 之路时，一个充满喜乐和无限意识的完整生命就会降临他们身上。

你知道吗？你是不需要相信的，绝对不需要。Ascension 是一套你不需要相信任何东西都可以开始练习的机械化技巧。这样不是太好了吗？

八．永恒的选择

你是怎样，世界便是怎样。

我在前面说过，是我们每一刻的持续决定，使我们背离了无限的内在光辉，陷入了相对生命中层出不穷的问题。这点还要再进一步解释。我们一般并不觉得自己在整日里，一次又一次地选择 不去开悟！然而，就算我们对较高的意识状态有一些理智上的认识，我们仍然常常认为，这是在遥远的时空才会发生的事，一定不是*此时此刻*。我们初次做这决定的时候已经是远古之前的事，无限的觉知只不过是最依稀的记忆，罕有地会闪过，在梦中和我们嬉戏，在海滩的阳光背后舞动着，或者当我们和心爱的人四目交投时神奇地出现，可又乍现即逝。

有系统地解除过去所做的决定，就能移除我们通往无限觉知的障碍。其中一个方法就是认识这些决定究竟是什么。这些古老的决定形成了一些非常难缠的习惯模式，让我们一直背离了 Ascendant。因此，要找出受苦的终极原因，其中一个方法就是着眼于一些较明显的，捆绑着我们的模式。这样，我们就能断定所有虚假模式的真正根源是什么，然后才能学习永久地离开它。当根源被铲除了，由那里衍生出来的都必然会死去。换言之，当那个决定延续习惯的原则，在心智中被铲除时，我们就不需要挣扎着去改变习惯的模式了。

一个给很多人带来大堆麻烦的想法，就是相信其它人多多少少需要为我们的感受负责。我们认为自己快乐与不快乐，视乎其它人怎样对待我们。当有人似乎想占我们便宜，我们

就有足够理由不快乐了。当有人做些事情难为我们，我们就会恼怒他；当我们认为他的行为可能威胁自己的安全，就会对他有所行动。或者，尝试用退缩来回避对方。

认为任何人或者任何一帮人是敌人，会带来两个问题。首先，我们用负面能量来反应，不能帮助对方改变。对方更可能因为敌意而更加坚持侵犯行为。这是个奇怪现象，可是几乎所有人都是这样行事。当我们硬要对方符合我们心目中的行为，他们可能会就范，可是一定不会乐意，不会心甘情愿。「口服心不服。」所有生物都会因为被迫做任何事而深深忿恨，迟早总有一天会背离操控者的欲求。

第二，即使我们用较大力量迫使对方臣服，或者用负面力量强迫对方屈从，这样做谅必也会伤害自己。我们的行为由宇宙每个角落反射到自己身上，好比一粒会反弹的子弹一样。最坏的后果是，我们的意识越来越狭窄而有限，而不是越来越普世性和越来越充满着光和爱。当我们在世界里树敌，我们就开始把宇宙切成一块块，把一些部份标签成不好、邪恶或者不值得我们爱。

当这情况持续时，身体便会开始衰退。或许，我们走路会佝偻起来，背负着别人重重的责难，累坏了。或许你扭曲了面容而习惯了愁眉苦脸，或常带蔑视的神情，看不起那些在这个有病世间苟存的低等生物。或者我们把自己饿得患上厌食症，或者我们暴食，令自己涨成一个热气球，来作为对这不公世界的无声控诉。

这种运作方式下的反应，对内的摧毁性更甚，更具致命力。我们的心随着我们诅咒世人的数目的增加而日益僵硬；

我们的健康每况愈下，结果就是全球人口的平均寿命，只剩下短短的七十寒暑，这种情况实在是可怜和无稽。

还有另一条路。数千年以来，一直有人讨论和热切相信天国的临近。可是，多数人不明白，或忽视或忘记了其实天国是源于内心。它首先发自人类心内成长。这过程的第一个阶段，就是意识到，所有生命都是我们的一部份；每个生物都是我们的兄弟姊妹；每个生物都是我们完美的心智的伸延。

在这星球上的每个人都是 Ascendant 的一份子。每个人都反映着那无限光辉。这等如是说：每个人都一样值得爱。以前，我们害怕受伤和遭毒害，就猛烈谴责其它人的行为，现在，我们能够把对方的行为看成是被神经系统过滤后的爱的表达，或者看成是他们的呼喊求救。「请你证明你爱我！请你做些什么让我知道你会一直关心我，就算我化学不及格，或者嫁了志明，或者公司开除我！请你证明就算我伤害你，你也会一直爱我。」

一个灵魂在无情的宇宙中，为了寻找爱的证据，采取了「负面」的行动。这些行动的「负面」程度，视乎它对寂寞、隔阂、恐惧这些感受的深度，加上受害感的程度。在每一个例子之中，这些行为都是求助的请求。「我在这个地球要淹死啦！有没有人能救我？你说你爱！你居然有胆说你爱我！证明给我看啊！我会变坏，很坏，真的很坏，因为没有人真心爱我。你一定要证明给我看！」

所有这些无非是说世上只有两种行为，只有两种思想，只有两种感受——那些基于爱的，和那些基于恐惧的——惧怕孤独、失去、没人爱。因此，任何「负面的」行为、感受和

说话只值得我们同情体谅，而不是惩罚、判断。「『判断是我的，』主说道，」陈述的是事实。人类没有闲功夫去判断别人。只有一个判断，那就是所有一切都值得爱和值得爱和值得爱。神对人类只说一句话，那就是，「好的。」我们在这里的工作就是尝试去掌握这样深的无条件的爱。

起步的时候，要办这件事或许不太容易。我们习惯认为世界是个多少怀有敌意的地方，我们经常是（或总是）情境、人物和地方的受害者，往往认为自己被人占便宜。我们时常以为其它人都在尝试控制和利用自己。我们甚至极端地相信宇宙里有黑暗的力量想要摧毁我们的灵魂。我们觉得冲着我们来的能量要控制我们，或者要让我们成为受害者——受害于其它人、撒旦、一个会妒忌和报复的神；或者冷血无情的自然律之下。

受害者意识

我们一般觉得这样：

在这状态，我们觉得所有人无时无刻都看着我们，感觉自己站在宇宙舞台的中心。

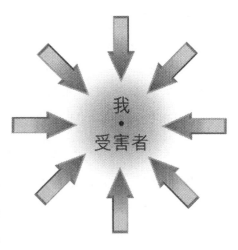

当然，这说法没有错，可是跟我们在受害意识状态感觉到的和相信的并不一样。当开悟稳定下来，我们就 *知道* 我们是宇宙的中心

（如同其它人也是一样）；我们永不会感觉自己是受害者。然后，我们对别人的经验，就像这个样子：

　　这是一个持续付出爱、喜悦、光的状态，而不是拿取的状态。当灯泡亮了，它就散发着光芒。再没可能经历到阴影，因为当我们从这个视点来观看人生时，任何地方都不会有阴影的存在。这就是观照（Seeing），是把我们私人宇宙中的魔鬼驱除的最有效方法。

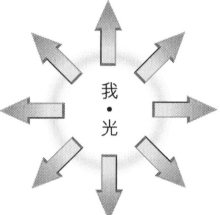

　　受害者意识的一个特征，是倾向相信生命是强加于你身上，觉得你不是宇宙里面的主要发动人，认为其它人控制着我们的感受、心情、经验。通常，这信念让我们有先发制人的冲动，先下手为强，后下手遭殃。这冲动可能透过行为发生——先发制人的军事行动就是最极端的例子，然而，任何意图伤害他人的行为都算是这一类暴力。它也可以透过情绪发生——威胁、恳求、忿怒都是明显例子。

　　如果我们相信其它人能够伤害我们，那么相信自己能够（也许应该！）为了免于迫在眉睫的痛苦和毁灭而先发制人，便是最自然不过的事了。问题是，这样做不会让我们免受痛苦。事实上，还倾向增加我们的痛苦，而且视乎对方也有多认为自己是受害者，也增加了他人的痛苦。

　　另外一个选择是培养一个不可能会觉得被背叛的意识状态，因为*被背叛*根本就是不可能的。

　　当我们把自己看成是身体，那我们的确可以被背叛。可以被伤害——割伤、撞瘀、枪伤、撕裂。还有，我们明显地可以伤害自己：给自己高血压、心脏病、癌病、感冒；我们可以自杀；我们可以发疯。

　　然而，如果我们是个灵的话，就绝无可能背叛人或被人背叛了。我们受不了伤，不能被割伤、撞瘀、枪伤、撕裂。我们可以说是无敌、不坏和不死的。

　　有些人凭着知性上的理解，其它人凭着信念，就尝试活出这种意识状态，叫它做恩典或救恩或开悟，给自己营造出一种活出高意识的气氛：「因为道理上我知道，灵是遍在的，我相信我不会受任何伤。我的病一定只是个幻象。所以我想一下，病该就没了。」

　　不幸的是，这甚少管用。这是把通向目标的道路跟目标本身混淆了。这个观点转换唯一的现成好处，就是明白到有另外一种看宇宙的方式。一旦明白这一点，自然地，我们就会忍不住想开始建立这种生命感知，因为这意味着无尽的自由、无边的喜悦、完美的爱。这是一份经验，而不只是一个信念。

没有道路的道路

　　通往完全觉知之路的要件是什么？第一，认识到要活出更多是可能的事。不需要*相信*是否有可能获得永恒的更高的意

识状态，但是，相信可以活得更好——更开心、更健康、体力更好、更有智慧——则是需要的。做些什么来让 Ascension 有效地运作是不需要的（反正会有效），不过那「相信是可能的信念」通常是需要的，学员才够胆踏出第一步，开始修习。好的开始就是成功的一半。踏出第一步之后，动力就会带着我们前进，不过，要打破旧习惯和信念模式，这一步是必需的：我们一定要明白改变不但是可能的，而且值得我们去做。

诚意真心地想改变也有帮助。有些人喜欢装作愿意改变，而其实只是自欺欺人——实际上，我们反而宁愿抓住那些熟悉的旧界线，即使这些界线在摧毁我们，也不愿意面对未知的将来。我们万分害怕那个未知的！然而，我们不能真正被未知的吓怕，只有已知的才能真正吓怕我们。再说，那个我们害怕的已知，不过是幻觉——实相里面没有什么是可怕的；反而，我们要害怕的，是我们硬要加上的幻象的障幕。

Ascension 提供了一系列有系统的步骤，让我们从受害者意识走向开悟。这些是审慎的、机械式的步骤。我们需要练习这些步骤直到完全掌握它。这本小书的一个目的，就是为迈向开悟成长的步骤提供理智上的理解。而实际经验的方法，只能经合资格导师亲身教授学会。这是说实话，主要因为只有透过个人的响应，才可以确认学员有没有正确练习，否则是不可能办到的。

我亲身指导过几千人练习默观，每一个都成功在他们生命中前进。那些进步得最快的人，就是最愿意改变的人。努力腾出练习时间的人会得到极大的回报。这练习方法容易至

极，完全自然，完全不费力气。还有，Ascension 可以打开眼睛练习，也可以闭眼练习。

开始了日常短暂的练习之后，要加速成长是肯定办得到的。运动也有帮助。饮食也有帮助。知识也有帮助。然而，如果你没有老实练习，整个宇宙的知识全给你也没有用。如我说过，这是本小书，就为这原因。塞进书架的书，再多一本也不能代替对于无限 Ascendant 的直接经验。

九．全然接纳

当我照别人的样子接纳他们，他们就改变。
当我照自己的样子接纳自己，我就改变。
——卡尔．罗杰斯

Ascension 是普世性的——任何宗教背景的人都可以学习，我们确实也有很多不同背景的学生。教授 Ascension 的老师支持所有宗教和尊重所有古往今来的宗教领袖。任何和所有迈向 Ascendant 的努力都是有益的；任何和所有过去的努力都对人类生命有莫大贡献。我们尊重所有人，不谴责任何人，因为我们知道每个人本质最深处都是神圣之火的火花。尘世生命表面上的差异那么明显，跟渗透及潜藏于一切造化之下的无限永恒光辉相比，便显得十分肤浅。这内在的光辉接纳一切、不谴责任何人、也不讨好任可人。它怎可以如此？这光辉是每个人、每个地方、每个时间的本质实相，永远都是。

这种接纳一切的态度可以后天培养——毕竟只是精神上的习惯导致我们责难别人。任何习惯都可以改。如果我们可以用批判的心来思考自己和别人，那么，要不带判断而完美地接纳自己和所有人，谅必是办得到的（而且肯定更容易）。

我们有多少人经常责怪他人？多少人会经常为了一些自认为没有价值的习惯严责自己？然而，我们里面有一部分会继续巩固「坏」习惯，去一步步，逐个能量层次配合我们的意愿，因为我们的灵魂有一部分坚持说，不管那习惯有多坏，我们都要爱自己。我们每个人内心深处，都有绝对无情的一个点，那里完全没有同情心。为了学习所有要学习的，我们

的大我是坚决的。为了学习，我们不惜对小我用尽任何方法
——任何方法。恶疾、夭折、残障、坏透的摧毁性习惯——
不惜一切，只为了成长。

同样道理适用于我们对别人的态度。别人都希望，我们能
照他们如此的样子去爱他们。他们不想改变自己来迎合我们
的欲望：为什么要呢？太阳就不能照耀他们吗？氧气不再滋
养他们的细胞吗？如果宇宙一直照他们的样子接纳和爱他
们，为什么我们不能那般开恩呢？

或许这是个较难掌握的道理，因为我们曾经花了很多能量
去支持一些信念，以为某些行为和标准是较佳的。我们的羊
群心理习性很深——只要行为是别人也参与做和能接纳的就
是「没有问题的。」美国为什么有吸毒问题？其中一个原因
是同辈的意见感受，比跟我没关系的权威人物的说话更有份
量，即使这些人物有一大堆科学论证加逻辑来支持他们的说
法。

那么，是不是没有一套普世性的行为标准呢？从
Ascendant 的立场看来，从来没有人离开过或者会离开（或
者有可能离开）无限意识。然而，从那些已把有关
Ascendant 的东西全部忘掉——连它存在的事实都忘了——
的人的立场看来，某些行为会令我们花更长时间才能记起我
们是谁。某些行为会推我们一把，移除那些阻止我们经验
Ascendant 的自设障碍，有些则会加深阻隔。

有些食物比其它食物更能滋养身体，有些运动比其它运动
更有用处。有些思考方式比其它思考方式对我们更有帮助。
有些信念比其它信念更有利于我们的进化。有些习惯和行为

会加速我们的进步；有的则会阻碍我们和他人的成长。这些行为不是「罪过」，我们不会因为减慢了他人的进步而受罚。不过，当我们阻碍了成长时，我们的确会体验较少的快乐，意思是，我们会受苦。但当我们在那些令人痛苦的选择上，重新再作选择时，我们便会感到更快乐了。

这就是起因与效应之律在人世的应用——东方文化称它为因果律，埃默森与其它西方人士称它为报应法则。这是所有宗教的基本教义，也许在大约二千年前，这金科玉律于 Galilee 已经有了最好的表达——「你们愿意人怎样待你们，也要怎样待人。」和「人种什么，就收什么。」如果我们播下恐惧、争论、不和的种子，我们便会收割不快乐的庄稼。如果我们播种爱，大自然的无敌力量便会回应，把丰盛的爱和喜悦带入我们的世界。

所以，待人如己是重要的。不是因为我们可以永久地伤害自己或别人——这是不可能的事，因为我们都是生命的永恒动力。我们的身体有一天会失去，但是我们的灵魂是永远不灭的。不过，我们可以减慢或加速他人回归根源的过程。当我们减慢或加速别人的回归时，我们同时也减慢或加速了自己的回归。因为在我们的宇宙中的他人，归根究底，其实仍是我们的延伸。

如果我们只顾获取和拥有物质，便是把注意力放在会消逝的事物上。如果我们把精力放在这些变幻无常的事物上，而非永恒不变的事物上的话，我们的生命必会遇上腐朽和死亡。另一方面，如果致力追求永不改变的事物，我们的生命

会作出回应，越来越满溢着 Ascendant 的动力，和其它无价的素质。

从永恒的观点看来，要一个永恒生命的不朽脉动，记得自己是永恒生命的不朽脉动，需时一天，或是一年或是一亿年，有什么分别呢？任何数目，无论多大，对无限来说，是完全没有分别的。但是，从一个善忘的脉动看来，一天和一亿年确实是有分别，这就是观点与角度的问题。

小时候，要是心爱洋娃娃的手臂断了，我们会经历极大的伤痛，或许还会赖在地上哭得死去活来。明智而爱我们的妈妈会替我们擦干泪水，修理好洋娃娃的手臂，或者买一个更好的新洋娃娃给我们，或者用其它方法扩展我们的经验视野。在成熟大人眼中，小朋友的问题一般都容易解决。只有那些在情感上长不大的成年人，遇上这些情况时才会有问题。

很多人认为进前这一步不容易走，可是，这肯定是值得的。当我们的宇宙因着挚爱亲友的离世、虚耗性的疾病，或其它尘世间无数变幻无常的情况被震撼至最核心处的时候，在人性上我们会对着造物主怒挥拳头，感到忿怒、痛苦。这是在人性上的行为，却不是神性的。

我们不但无需在这人间的生命中受苦，而在生命的自然流动里挣扎更是从没必要，也是没有用的。我们可能不会常常明白或记得自己要往哪里去，也不会常常明白或记得为什么要经历这样的人生。但这并不是说我们永远不会记得或明白这些事情。有时候，我们只需要有多一点忍耐；有时候，我们只需用稍微不同的眼光看生命或这世界。而有时候我们需

要证明给自己看，毕竟，的确就是自己把世界创造成目前这个样子。

初次听见这概念可能会吓你一跳。我们一般认为自己是给扔进这个宇宙的，全非自愿，还非常肯定自己没有创造这个宇宙。认为父母把我们生下来，就有责任为我们解释生命的意义。毕竟，我们没有要出生，不是吗？

从这个自始就充满敌意的世界里，我们似乎应该在生命中有所成就——我们似乎应该成功、进步、风光、做个有责任的成年人和公民。或许无情的命运（或者忿怒的神）给我们发了一手烂牌——或许我们天生残障，或者自出娘胎生活一直艰苦。或许我们有先天性的疾病或瘾头；或许我们天生就肝脏或心脏功能不全。这些例子似乎都在说，我们应该善用这一生和这世界，能活得多好就多好——不管困境如何，一定得坚持，一定得成功。在这片土地上，我们相信这么多「应该做的」和「不应该做的」！

我的意思并不是说为崇高理想奋斗是错的。我是指如果为了自己的生理、精神、情绪或环境的现实而责怪他人是错的。错的意思不是指有损毁性；但因为它支持一个有限而错误的信念系统，对我们毫无用处，所以错就是指浪费了时间。

如果过去时代的人被某种神奇的方式传送到现世，他们毫无疑问会认为多种现代的便利设备——电视、车辆、电灯、电话、飞机——是奇迹：不是从神而来的，就是魔鬼的诱惑。面对未知，人类一个常见的反应便是举手向天，对某些神秘的超自然力量作出呼求。遇到不明白的事情，便说，

「一定是神的旨意，」或者「这就是命运嘛，」或者「全都是运气，」或者「是撒旦干的。」任何我们不明白的，就随手贴上一个标签，免得伤脑筋。*我的好友活得这么快乐、出众、成功，他为什么要飞机失事身亡呢？爸爸为什么要在我怀中死去，我才得14岁？我儿子为什么生来失明？我老板为什么这么尖酸刻薄？我老婆为什么患末期癌症？生命为什么这样没意义？神为什么这样残忍！？为什么，神，为什么？*

的确，从来没有人可能知道世上的一切。谁想呢？我个人不关心撒哈拉沙漠上共有多少沙粒。你呢？而事实上，无论要知道什么事情都是办得到的。假如我们的生命哲理或者信念系统老是碰壁，只让我们徒增一大堆原因不明的经验，或者只能用神的旨意或无情的命运来作解释的话——那么，我们明智的做法便是自问：我们的思想体系，是否用信念取代了直接的理解呢？当有人告诉我们去「凭信仰接纳，」因为「有些事不是人能够知道的」——当心！我们可以在这理性的死胡同里耗尽一生，到最后，我们还是站在起点上面——尝试了解宇宙为什么是这样。

不要只凭信心接纳 Ishayas 所教的！盲目接纳其它人的哲理，只会令你牢牢地困在受害者意识当中。做你自己的生命实验：研究你的心智和经验，无论在最平凡或最神奇的任何事上，都不要视为理所当然。这样，会发生的只有进步。

Ascension 以直接经验为基础，就因为这道理。你不需要相信有关 Ascension 的任何事情。亲自试试看。当你的信念和习惯，随着生命的改变而转换的时候，你会越发深入地探

索，实在什么是真什么是假，越发深入地探究什么是实相而什么不是。因此，只有自由会出现。

我们若要再掌握自己的生命，必须停止把别人奉为权威。如果我们为了目前的生活方式而迁怒于别人，或迁怒于「难以控制」的环境的话，我们便同样地难以或甚至不可能掌管自己的生命了。如果我们不放开这些精神上的枷锁，持续地对过去或现在作出谴责，或持续作奴隶式的虔敬，便不可能得自由。若现在就领悟了这一点，便会立刻朝自由迈进了一大步。现在就领悟了这一点，你便会发现一个人生最基本的秘密——没有人要谴责，没有人要感谢，除了自己没有别人。

接下来的一步，也许在初次接触时，也同样难以理解，却同样重要，而且更能帮助我们从过去自毁性的信念、判断和习惯模式中解放出来。就是这点：我们每个人的生命，现在就是完美的。我们在这宇宙里遇上的每人每事都有一个好理由——他们帮助我们认识我们的真正本质。一直都是这样，没有例外，永远都是。每分每秒都是无可挑剔、完美无瑕的，在每一方面都是，因为每一刻都是洋溢着 Ascendant 的无限光辉。

若这概念看似革命性，那只是因为我们习惯性地把每一个人、每一件事、每一个思想、每一个感受、每一个经验判断为「好的」和「坏的」。我们喜欢某些人，讨厌某些人。某些情绪是正面的，某些是负面的。某些经验是奇妙的，某些却是可怕的。诸如此类。我们相信一个二元性的世界——冷和热，湿和干，苦和乐。

好的 *Ascendant* 对比坏的 *Ascendant*

就让我们从事情的最根本处考虑一下当前的另一个选择。只有两种可能性——Ascendant 是好的和 Ascendant 是坏的。不是吗？如果 Ascendant 是坏的，那么一个没有意义或至少痛苦的宇宙，就完全符合逻辑而且具有一致性。然而，如果 Ascendant 是坏的话，那为什么宇宙要合乎逻辑和一致？这样，如果 Ascendant 是坏的，这个宇宙就很有可能完全无秩序、一片混乱。事实上，我们的宇宙的确日复一日看似颇混乱的，可是只有当我们片面地看个别的情况时，才会看似混乱。基本上，毫无疑问地，有一个深邃的秩序渗透着造化里面每一颗粒子：这个基本秩序把你的太阳、你的狗、你的身体里面的原子井井有条地固定在一起。试问有怎样的 Ascendant 会建立如此一个完美、无瑕、全然有秩序的基础？

Ascendant 可以是坏的，而且邪恶到会创造一个底下有完美秩序，而表面却一片混乱的世界。这可以是地狱的其中一个定义：完美秩序就在表面底下，可是所有的经验都是黑暗、痛苦和疯狂的。

多数人都恼怒于他们理念中的 Ascendant、他们个人所定义的神。很多声称信仰很深的人，其实内心深处都因为感到深深受伤和被背叛，而心生忿怒。这是受害者意识其中一个根源——我们不责怪父母、丈夫、环境、个人经历，反而责怪最高的主宰，认为祂是导致我们的苦难的终极原因。有些人一方面敢怒不敢言，另一方面却因为他们对神所加诸其

身的混乱律法的不服从、罪性和反叛性、或因为他们的深心不忿，而惧怕神要惩罚他们。

如果 Ascendant 真是坏的，这些人和其它同类的人便有充份的理由去惧怕他们这位报复性的、邪恶的神。这个神丝毫不留情面地把亿万的生命带到世上来，要他们完成一些不可能完成的工作，让他们全部在痛苦中慢慢地死去，然后把他们放逐遗忘或使他永遭天谴。如果这样的神是存在的话，我们所有人——或绝大部份人——便会有祸了：我们谁没有犯过世间大部份，甚至全部法律呢？

这种神不但是坏的，而且还肯定是疯的。哪有一个理智的存在会创造生命，为的只是要毁灭它呢？或者会创造不朽的生命，只为了永恒地惩罚它呢？这些想法实在非常可笑，显然荒谬，唯一令人诧异莫明的地方，还是数百年来，居然有如此多人狂热地表达这些概念而且为它作辩护。

让我们想想另一个选择。如果 Ascendant 是好的，那这世界怎么会有伤痛苦难呢？很多人说过 Ascendant 是好的，可是却有其它强大的坏力量存在。这些力量一直毫不示弱地跟 Ascendant 对抗着。一些人说，Ascendant 只创造善，可是一些决意要凌驾其上的生灵引发了一场强大的战争而重创了宇宙，还几乎毁灭了整个造化。那些抗辩的论调，说 Ascendant 没有全知的先见之明，或者它的全能离奇地受到限制，实在有引人入胜之处。然而这些论调都可以归结为：神是好的，但不是很完美，或者至少不是真的有全知智慧，不是真的全能。

一个不是十全十美的神，就是个坏的神。眼前发生的，似乎是有些人只不过不明白宇宙怎能有缺憾，就要为缺憾找出原因。这是投射的最基本表现。我发现宇宙有瑕疵，因此造物者也一定有瑕疵——或者被一股几乎同样强大而有瑕疵的力量在对抗着。其实，两者是同一桩事情。如果还有第二个存在是仅次于神的智慧、力量和美善的话，那么这宇宙里面一定有些地方是神的全知全能不能到达的。如果神不是全知，不是全能，不是无所不在，不是特别地有爱心，仁慈或宽宏大量。那么祂一点都不像个神。祂倒像是我们自己投射出来最大的恐惧。当我们崇拜和尝试讨好这样一个神，我们就是在崇拜和尝试讨好自己的恐惧，自己的黑暗本性。因此：*我们是在崇拜自己的小我！*

一个几乎是全能但盛怒的神明，有能力把我们当作有毒的昆虫般压碎我们；如果我们不遵守祂的许多规则的话，祂便会毫不犹疑地把我们定罪，要我们一生受尽无止境的痛苦和折磨——我们为什么要相信这样的一个神呢？其中一个原因，也许是我们要强迫自己做正确的行为——因为我们有一部份常常相信，如果不逼使自己做正确的事情，就会因此而变得野蛮、自私、狂乱，不久便会伤害自己、伤害他人。还有，当我们不能信任自己是「善」的话，又如何能梦想去信任他人？于是，一个又坏又疯的神就成为我们用以勉强自己和别人去遵守规则的工具，成为一位有价值的盟友了。

为了勉强服从而有意识或无意识地压制真理的话，麻烦之处就是早晚会酿成反抗。还有，我们越是镇压反抗，革命的力量也就更加强大。当更大批人类被谴受地狱永恒之火时，

我们的教会便会四分五裂，因为我们必会以更严苛的定义来界定何为神的要求。我们死时，也将慎选在*我们*教堂旁边的那块墓地里下葬——我们甚至不愿意自己腐化的遗体，跟那些必受地狱之火永恒地焚烧的异教徒或罪人有丝毫瓜葛。

愿这样的愚昧得平安！Ascendant 的真理是平等地存在于万有和无有当中的。

如果 Ascendant 真的是至善、全能、无所不在的话，那么剩下唯一的选择，就是对先前的看法和基于这些看法所得的结论提出质疑。当那些不可能的被除去后，剩下来的无论乍看有多么不可能，就必然是真理。我们已经见过，当我们把痛楚和苦难投射出去时会有什么后果——神变成残忍、无能、坏、疯狂，或者至少漠不关心。然而，如果我们的投射是错误的呢？假设，为了辩证：Ascendant 是真的至善、全能、无所不在、完美地爱和关心祂的受造之物的。让我们从一个好的 Ascendant 为出发点，看看这前题下的结果会是一个怎样的宇宙。

要是 Ascendant 真的是至善，那么怎可能会有任何形式的伤痛或苦难？如果 Ascendant 真的全然是爱，那么在不同层次上的受造之物怎可能会有苦难？还有，如果 Ascendant 不容许苦难，也宽恕一切苦难，但有些受造之物却依然受苦，那不是证实了，造化当中还有另一个邪恶的意志在反抗 Ascendant 的意志吗？

还有一个可能性：这是个古老的概念，但在世界大部份地方已经无人问津，因为无人能弄明白它，只能把它看为一个相当引人入胜的念头。*如果我们能对痛苦和邪恶存在的结论*

*和看法，作出质疑的话，*我们就*可以把* Ascendant 是无所不在、完美至善这个事实纳为前提。当我们从梦中醒来，梦里的人物怎么了？梦里的痛苦、信念又怎么了？都烟消云散了，就像从没有存在过一样。

两种恶

恶有两种，或者我们一般认为有两种——第一种最终会带来善，第二种纯粹是毁灭性而没有任何正面的效果。只有第二种才有足够份量，可以对 Ascendant 的至善本质作出挑战。因为第一种，最终带来善那种，一定纯粹是好的，只是我们对因果有限的理解让我给它一个不同的诠释。有人可能宣称，花蕾的死亡是件坏事。可是，稍等一刻——花很快就绽开了。现在谁还会对失去了的花蕾作出谴责呢？那么，第一种的恶不过是错解了的善，只由于我们感官范围有限，了解有限。

可幸的事实是，那纯属邪恶而没有好效果的第二种恶，却是最荒诞古怪的思想虚构物。简单的真相是，万物从来都为了大家的善而一起合作。不过是我们的目光浅窄，不过是我们的眼睛习惯了错看事情。这是一个奇妙的想法，即使它只能供你做短暂的玩味。如果万恶终归是善的话，那么恶是什么？一定是 Ascendant 的一个工具！毛虫死了；从表面看是件坏事，但要看以后发生的结果：一只蝴蝶出生了！毛虫的死是邪恶的吗？要是我们过分执着毛虫，我们也许认为它的死亡是邪恶、吓人和恐怖的。不过，看看它所导致的美吧。

　　我相信你一定能轻易地想到反驳这理论的例子，在你的世界和生命中，历来发生过数千件可怕的事情都没有好结果。你们当中一些人或许已放弃了这工作，口里抱怨着这不过是又一种神秘学，或者同样是对现实生活没用的玩意儿。又或许这已深深地冒犯了你几经痛苦换来的宗教情操，你继续读下去不过是想找出证据、漏洞，证明这教导不健全、是魔道，或是有损害性的。又或者有人心内有莫大的饥渴，却抱着一份最严谨的保留态度来继续读下去。太多的人类经验是看似无意义的，满载痛苦。我们觉得，在过去被背叛得太多。万一 Ishayas 的 Ascension 技巧又落得一场空呢？确实，还是不要跟 Ascension 有所牵连。保险一点总比再受伤好。

　　我相信：苦难是*表面的*实相，这话没错。我同意，这真相似乎颇不容置疑，那邪恶、痛苦和悲伤看似是伴随我们短暂生命的永恒侍者。然而，我请你考虑一下，假如你看得见另一条路，那会对你有什么意义。假如生命不是为了受苦，那到底有什么意义？如果生命确实是为了所有喜悦、爱、进步和快乐而存在的，又怎样？

　　有一部不平凡的老电影，你也许看过，叫「美妙人生 It's a Wonderful Life」。主角詹姆斯斯图尔特（Jimmy Stewart）对自己了无意义的生存痛苦不已，可是有一天，他却看到这个世界没有他的情形。他小镇里面的一切、亲友生命中的每事每物，都因为缺少了他而变得更差。电影说明了很奇妙的一点：我们用人类的角度，根本难以看出自己对宇宙有什么影响。

因为每个生命都是不可或缺的，我们就可以再进一步引伸说：所有事物都是伟大宇宙设计里面的一部份。尽管事情表面不是这样，也不能改变它是如此的这个事实。依然不变的是，实相无论是现在或在将来也不会是民主的。

一种新的生活方式

试想快乐和健康的成长需要什么条件。如果我们的旧世界观已经过时，不能为我们带来所有我们想要的，如果我们患病或者不是时时满心生命的喜悦，那么我们便要为自己的生命引进一种新的生活方式、一种新看法、一个新的意识层面。要做这件事，我们一定要容许我们心爱的旧信念去改变。因为正是这些信念构成我们的看法和世界。桃子不可能长在苹果树上。当我们厌倦了苹果想要桃子，就要种一株不同的树。如果我们不满意生命里面某些地方，并没有活出完美的平安，无边的喜悦和圆满的实现，加上如果我们想去改变这些地方，就要采用另外一种方式来看我们的生命，我们的世界。

当我们用责难的目光看自己或别人，我们就是在减低宇宙的振动频率。这不是说我们要在负面感受来的时候压抑它！压抑负面感情是造成精神、情绪和生理健康崩溃的其中一个主因。我们对某些人某些事有负面的感受，然后强迫自己漠视它，对自己并没有什么好处。影响始终会来。而当我们压抑它，给它更多能量，影响还会更大。然而，培养一个我们时常用神圣的慈悲看这个世界的意识状态，是办得到的。我

们不再看世界看出处处是罪，反而看出所有人都在尽力而为。

　　这是开悟的人眼中的世界——无论何时何地，所有人都在尽其所能做到最好。没有例外。或许我们会说一个人即使做到最好，也只不过是另一个人最起码的表现——但是这是比较、批判、谴责，不是爱和宽恕。为了自己的心灵平安着想，还是对世界只抱一个结论为好，就是每个人都绝对在每一刻中尽其所能。从 Ascendant 就是至善、Ascendant 就是全爱、无处不在、无所不知这个结论中，衍生出来实时的、实际的应用就是这样。

　　另外一个说法是：「在所有的时刻里，只有善。」对一个疲惫的心智而言，想这么一个简单的思想真是松一口气！玩味这个想法会挑战我们，在心智表层上判断为坏和不值的地方看出隐藏的善。玩味这个想法，会一步一步把我们推向个人意识成长的更深处。玩味这个想法启发我们在所有事物里看出美善。

十．开悟

你和你的美善之间并没有距离。

开悟到底是什么？这些年头每个人都在谈论它，可是它是什么？它跟基督教传统的救赎有什么不同吗？对佛教徒、印度教徒、道教徒、苏菲派、回教徒、基督教徒、不可知论者、无神论者，是不是指同一桩事情？所谓神的声音到底是什么？是不是任何人都可经验得到？现代可会有先知和智者，还是这只是一个历史现象，从来不会在现世中发生？或者，他们未曾存在过？关于他们的传说是否只是历史的夸大杜撰？奇迹是不是真的？或者只是幻想而已？

这些问题是否深深地感动了你？如果这些问题在你看来不实际，跟你的生命你的世界没什么关联，那么它们大概并不会令你感兴趣。如果是这样的话，有什么会让你着迷呢？让一个现代人感兴趣的是什么？所有人都满意自己生命的质量吗？是否有任何人会在意，人类所能经验的范畴可能有多大？我们是否对财政和社会地位太有兴趣，而没时间兼顾其它呢？如果意识扩展能在我们关心的每一方面带来更大的成功，那会怎样？如果随心所欲真的办得到，那会怎样？我们会感兴趣吗？

我们一些人或许一度感到兴趣，然后遇上一位老师或一个教诲，或一位牧师、一个教会、一门科学，于是现在对他们给的答案完全感到满足，甚少或从来不去寻求自己内在的真理。或许我们对无止境的寻觅感到气馁，而放弃继续追寻。

　　还有另一个找不到答案的方式，就是每样能试的都试一下，然后半点的深刻体会都没有。不时也会有这类人来学Ishayas 的一些技巧。这些人惯性地盲目尝试所有方法，兴风作浪，遍寻真理却徒劳无功。用这种碰运气的方式寻求开悟从来不会成功。要进步的唯一方法是深深跳进自己的内心。只有在内心才会找到答案。采纳别人的信念系统不是答案。盲目跟随一位老师或一套教诲，到最后都是一场空。真正的老师总是一直把领悟的手指直指追寻者的内心。只有在那里，进步才能发生。真正老师总是设法让学生自足自立，而不想要他们奴隶式的服从。成长是由内而外发生的。一直都是。一直都是。

　　我们每个人心内都有一座未被发现的宝藏。人类视野以外的美善，本来就隐藏在我们心内；人类心智未能知道的伟大智慧，已经隐藏在我们胸口里的宝贵密室之中。安全、保障、免于所有恐惧的自由就在那里，还有每个欲望的满足、每个暴风雨当中的宁静、擦干所有眼泪的爱的手、抚平每个伤痛的平安慰藉。

　　要怎么做才能释放我们隐藏的天赋？即使现代心理学也宣称，一个普通人使用心智潜能的百分比实在小得令人惊讶——大多数人同意，一般成年人只使用了百分之五到百分之十的潜能。我们没用过的内在心智还有这么多，却永远不被使用、无人问津、无人赏识、无人知晓，这样浪费生命，多可悲！

　　在我们每个人体内都有一座宏伟的仓库，充满着创意和才华。要学会怎样开发这个内在宝库并不困难。阻碍我们的，

不过是习惯。是习惯限制着我们运用心智；是习惯让我们相信，我们所活的是一个充满起跌、苦乐、成败的有限生命。任何习惯都可以被打破或者被重新训练。如果是我们的信念紧锁了我们的心智，只容许它活出全部潜能的小部分的话，那么这些信念是可以改掉的。

Ascension 是一个有系统的程序，重新教导心智从判断和谴责中释放出来。这是个完全自动化的过程；一经开始它就会自己继续。心智就像一张唱片——被不断重复的思想和经验，在我们脑袋中、神经元回路中，刻下一些坑纹。当我们重复一个特定行为或一个特定思想越多时，这些坑纹就在脑袋上刻得越深。这些摧毁生命的习惯看似是诅咒，然而它实在是个恩赐：举例说，假如我们每一次走路都要先记起双脚怎样用，生活就会变得极不实际了。

重新训练心智，让那些最深的坑纹导致意识的扩展和解脱，是办得到的。每一种利用专注力的技巧都尝试强行地达到这目标；每个心理学家和心理医生，不管是多盲目地努力也好，都在尝试着以更大的整全性来引用自由意志，以替代这些最深刻的行为模式；每一个好的宗教领袖都希望借着引入更高的灵性力量，来减轻追随者的负面行为模式。

但凡所有把我们从问题的领域带到解决办法的领域，带到万有根源的，这些对人类意识转化有用的方法，我们都示以敬意和尊重。我们根据经验，清楚地知道要改变生命并不困难——事实上，是相当容易的。

让我给你一个例子。假如你爱吃德国巧克力蛋糕——假设你没有超重、不是在节食、没有健康问题、不会为了吃糖分

或脂肪而愧疚、也没有任何不能享受德国巧克力蛋糕的理由——而你肚子饿了，有人给你一块蛋糕。接受它、享受它、吃掉它，会困难吗？然而，如果你超重、正在节食、担心血糖和胆固醇、刚吃完了一份足有七道菜的丰富晚餐、身上的钱快用光，而蛋糕一件要五十块钱，又怎样？如果你真的决定要吃，你会享受吗？

我们有多么经常对自己做出同样的行为呢？为了实现一个欲望，我们投放出大量情绪、精神和智力，可是，疑惑和与反欲望的声音却不断地唱着反调，消耗着我们付出的心力。在这些欲望中，其中有些部分多是习以为常的，或者隐藏得很深，深得我们也意识不到对自己做了什么。等到我们体会到时，已经是太迟了。

人类心智是个非凡的工具。它复杂的程度足以成就任何事，什么事都行。人脑内神经元的组合与排列的可能性，合起来比宇宙内所有原子的数目还要多。这确实是个接近无限复杂的神奇机器，有能力认识任何真理，经验任何事情。人脑还微妙得可以体验意识本身，也就是所有事物中的最抽象本质。

如果这个卓越非凡的机器可以用完全合一的方式运作的话，从它而生的思想力量，就会足以成就任何事情。这就是基督曾宣讲的：当你的信心如一粒芥菜子般，你就可以移山这话的意思。一个完全专一的心智所发挥的力量，确实是近乎无限的。

不过一个分割的心智却是软弱而无能的。如果我们渴求一件事物时，实现欲望的窍门是避免用无数的反欲望来削弱我

们的欲望。这又是个习惯。心智可以被训练去专心不二地思考，或者它可以继续用多数人的方式，自相矛盾和散乱地思考。Ascension 给你一个简单建议：这个重新训练的过程不但毫不费力，而且容易、完全自然、十分快捷。

秘密的一部份，是在转化过程的每一阶段中吸引着心智。心智很贪婪，常常想要更多经验、爱、平安、刺激、知识——永远都想要更多！可幸的事实是，最丰沛的泉源已经在我们里面——心智只需要学习用正确的角度切入，然后整个过程就是完美而自动的。确实，当旧坑纹被盖过和最终被清除时，要阻止新坑纹在脑袋中加深和加强，是不可能办到的。

因为开悟正是人类意识的自然状态，人的心智宁愿在无杂染和专一的意欲下运作。它宁愿永久地体验最扩展的状况，也不想活在较有限的质量当中。当中所需的，只是要心智把它所学到的自我观和世界观以最轻微的方式调整一下；这个奇迹般的转化便会自动发生。

心智受困于它不是开悟的这个信念，主要成因是内疚和恐惧。这点你可能不能立刻看清楚，然而当你小心且诚实地检察自己的心智，你会发觉思想通常有两种——那些以爱为基础而造成合一的，和那些以恐惧为基础而造成分裂的。当你仔细观察你的心智，即使是五分钟时间也好，你会经历那成千上万个漫无目的、自相矛盾的思想和欲望，并可能感到惊讶。我们拥有的是宇宙中最不可思议的一台机器，能力足以经验任何现实、发现任何真理、实现任何欲望。我们通常拿这个伟大的机器来怎样用了？标准的运作模式是：每分钟在众多自相矛盾的思想之间转来换去十多次！假如心智是个收

音机，那就像每隔一秒左右，便转换频道一次——结果是噪音，接收得令人听了不舒服，也听不出什么来。事实上，要听得清楚实在太难，听它几个小时就已经疲惫不堪了；你会有冲动要把它关掉，宁愿一段时间什么都不听。

　　这就是我们在醒着状态时的经验。心智正是知觉、影像和思想的接收器；这些讯息不断地在心智里川流而过，直到它累得不能再累，只好关闭起来去修复那些过度损耗的分子资源和修复微妙的能力。所以我们要睡觉。

　　心智不只是感官信息的接收器。它的构造精密得可以把我们直接连系到宇宙心智/全知那里，即宇宙的基本成分——心智是一部机器，把我们的个体，与一切事物的普世根源，Ascendant，连系上。当心智一心不二，当它的能量集中聚焦成一点时，它不但可以经验 Ascendant，还可以把愿望传达到 Ascendant 那里。

ASCENDANT

　　当我们观看外在的世界时，所看到的是我们对形相和物体的定义，而看不到由之而生的，隐藏于底下的合一领域。同样地，我们的内心世界被情绪和思想充塞了我们的觉知，对觉知本身的觉知反而从不知晓。Ascendant 是事物存在的空间；一切万物都是由祂的精华所创造：包括思想、情绪、计算机、和我的黛茜姑妈。

　　Ascendant 并不是像某些人的认为是空虚的，祂不是空洞的或负面的现实。反而，是丰盛的正面的境界，有无限潜能的能量的境界，万物均由此而来。既然 Ascendant 弥漫着

整个受造，这就叫做无所不在。万物是由祂而来的，而且只因祂而存在。没有东西可以单独存在。万物是由 Ascendant 组成，且不断地川流于已显化和未示现之间。

我们是无法量度 Ascendant，也无法为祂下定义的。我们可以指定一个名字给祂，如无限、没有边际、绝对、唯一、但这些称谓仍然表示祂是某些东西。以任何名字称呼 Ascendant 或任何关于 Ascendant 的信念都不是对 Ascendant 的经验。我们会企图将醒着意识型态的观念去限制 Ascendant，但只有在我们放弃这份坚持时，原始世界的无限的光芒才能从内心绽放出来。当实相的本性脱出了思想的虚构时，我们便会体验到觉知是绝对的，也是与万物无异的。

Ascendant 并没有前因，祂就是自己的原因；祂不变地恒久如一。就像水，不管掺杂了多少污垢，都不会改变水的本质：只是那原本的清明被掩盖了，但是水的本质依然一样。Ascendant 是绝对的稳定——它是所有基础的基础。Ascendant 当中没有二元性的经验，没有大我与小我的分别。没有分离。就像在画画、写作或作曲时所经历的高峰经验，是没有主体与客体的二元性的。Ascendant 中没有思想、没有情感，除了寂静、永恒、圆满俱足以外，什么都没有。

Ascendant 是终极的实相，一切都从祂来，一切都在祂当中永远地继续存在。经验我们这个真正本质*就是*开悟；仍然停留于无知之中，便是受困于幻相的局限内，生生世世不断地轮回。借着 Ascension，我们经验到 Ascendant 是自己

的本质本性，是对于觉知本身的觉知，是纯一的、无限的意识。这是无限自由的经验，是自我从局限中得到释放。由于 Ascendant 是一切的源头，对于「*我就是那个*」（*I am That*）的领悟，则意味着我领悟到自己是*弥漫在一切当中*的。这是「如是」（Is-ness）的境界，不受束缚于任何和所有的二元性之内，脱离了「我的」（My-ness）甚至「我是」（Am-ness）的意味。Ascendant 纯粹*如是*。而「*那个*」就是我。

即使不可能用文字来定义 Ascendant 的经验，这确实*是*真实的经验。事实上，Ascendant 的经验比任何醒着状态的经验*更加真实*。对于「那无边际的」的经验是无限地抽象的，却又是无限地实在。一旦清晰地经验过祂，生命就从此不会维持一样。没有任何过去的行为模式、习惯、判断或信念能抵挡无边际的觉知的力量，因为 Ascendant 是*万有的根源*。

当心智在经验着 Ascendant 的寂静时，脑海中没有思想的流动。当心智向 Ascendant 的经验开放时，就像一塘纹风不动的静止池水，没有波浪、没有涟漪、没有任何活动。这个状态是可以用脑电图仪来测量的：脑电波的一致性就是对 Ascension 的主观经验的客观表现的量度。

当心智浮游在 Ascendant 里面时，心智所消耗的能量便大大减少；因此，身体静下来，进入最深程度的休息。在无限宁静的完美状态中，呼吸是不需要的：借着体悟到自己是宇宙生命的一部份，跟永恒的存在没有丝毫分别和隔膜，个人的生命便得以维持。换言之，生命继续，因为生命是

Ascendant 的本质。在这个状态里，身体不可能衰老、没有疾病、没有死亡、没有苦难、没有伤痛。

做梦

关于 Ascendant 其中一个最叫人神往的事实是，任何能量脉动去到当中时，立即就在祂里面起反应而显化形相。在夜晚，我们的梦不完美地跟 Ascendant 起反应，产生的影像都是些不太可能发生的事情。由于我们在睡觉的时候，通常不是很有意识，所以不太能控制我们心智这机器跟 Ascendant 的互动。因此，我们很少觉得自己正在引导梦境的发生。我们能够借着练习改变这情况。研究梦境可以带来很大的收获。

由于 Ascendant 是无限智慧的仓库，而由于我们在睡觉时，很多阻碍我们经验 Ascendant 的心理禁制都松开了，一个高度微妙的秩序便在梦境的底层揭示。了解这些梦境跟我们说什么，了解在梦的领域里面，大我给我们什么讯息，都是引人入胜的研究领域。精通地掌握梦境的纯粹创造力，就能打开一道大门，让我们精通地掌握那创造任何想要的东西的能力。

在很多古老文明中，做梦是神圣的。过去的人相信，梦打开了一条通往天界之路；因此没有一个聪明人会忽视梦境中由超自然领域而来的讯息。过去有一些高度进化的社会曾兴建一些庙宇，让人在庙宇里做梦来求取天神们的指引——例如，古埃及和希腊就曾有几百所这样的庙宇。即使现在，有些土著仍然主张做梦是最重要的意识状态。这一种信念有一

个共同特征，就是认为醒着状态的世界，其实是由某人正在梦出来的。古印度也有这样的理解：大蛇舍沙（所有曾存在的宇宙的仓库）浮在宇宙海洋（Ascendant）上面，那罗延天（毗湿奴）躺在大蛇上睡觉，他的梦境创造了有名相和形相的宇宙，我们就是住在其中一个宇宙。

这个说法反映了真理：醒着状态不是绝对的，我们的生活经验不是硬性或者不变的，而是由我们的信念和批判产生出来的。只要我们有这意愿，我们就可以改变自己的心智；这必会给我们一个完全不同的人生观。无论是醒着或做梦，受苦都不是必然的——透过信念的改变，我们就能改变自己的感知和经验。我们对世界的理解，再没必要受制于空间的、时间的、文化的、家族的、或者过往的诠释里。然而对多数人，特别是那些没有进化到较高意识层面的人来说，理性和论证经验的命令似乎是绝对的：要改写我们的毕生梦境，也就是醒着状态这出戏剧，纵非不可能，也必困难重重。

然而，每个人的做梦状态都是摆脱了所有限制的。正因如此，很多人费尽心思也不能明白梦境隐藏的象征含意。每一个梦境都可以是治疗和洞察力的来源。梦把我们外在世界的经验，和我们累世得来的远古内在知识，整合在一起。在梦中，阻止我们通往过去和将来的界线消失了；因此，梦向我们传达的信息量和种类，都叫人叹为观止。其中有些讯息包括跟大我的直接接触、预知、前世来生的经验、神话式的戏剧、跟天神沟通、醒着状态世界的分析和探索、深层压力、恐惧、不着边际的幽默和幻想。所有这些都被包装成喻意性

和象征性的经验，醒着状态心智或许察觉当中意思，也有可能完全不解其义。

由于在梦中，我们不受过往的世界观禁制和约束，所以梦可以是通往自我认知的一条极佳途径。在梦中，没有社会规范、没有家庭的命令、没有深印于我们信念系统的抗衡机制；因此，在做梦的时候，灵性真理的完整知识没有那么隐蔽难找。

醒着状态的宇宙所带来的最严重后果，便是那些积存在我们身体的微妙质量之上的压力；在 Ascend 时和做梦时，这些压力便得以释放。在梦里 Ascend 则能大大加速这个释放过程。意识的扩展会自然地使我们能任意做想做的梦，指导梦境向任何方向发展。当一个意识已达较高开悟阶段的人于睡中仍然清醒时，就会自然发生；在此之前，这能力会按个人在睡时能维持觉知的程度而逐渐开发。

睡觉时意识清醒（知道你是在睡觉和做梦）标志着永久意识所培养出的观照质量。这种形式的梦——清醒梦——最通常在经过一夜休眠后的深宵时，于快速眼动（REM）睡眠中发生。快要入眠时，把注意力集中在喉咙底部可以导致清醒梦的发生：在熟睡时，意识一般会聚集在脊椎底部或心中，而在做梦时，则在太阳丛或喉咙部位。

向自由成长

恰当地分析梦境的话，假以时日，可以带我们迈向完全的开悟。

可是还有更快捷的方法。只要我们学会用醒着心智跟 Ascendant 互动！那么，我们的愿望一定会实现。而且是即时的。

Ascendant 是万有的源头。没有事物存在于祂之外；没有事物不是以祂构成；没有事物能在须臾之间没有祂而存在。祂是意识的有意识部分；祂是存在之中所存在的部分。祂是所有曾经存在的、所有将来会存在的；在初生的起始，你和你的神经系统已收到了最终极的礼物———一个不但能用以经验 Ascendant 的机器，还可以由你选择用任何方式来导引它运作。

实际上，你已经一直在导引着 Ascendant。然而，如果你的心智不是持续地每次只专注在一个愿望上面，那么你那些矛盾的思想和愿望便会互相抵销。当然，并非全数抵消，否则你会成为精神分裂症患者——什么事都不会做，只坐着对虚空直瞪眼。既然你在读这书，那我放心地假设，你没有自相矛盾到在心智里面，不断地划着船盲目兜圈的程度。

跟 Ascendant 联系着的心智就像一个完全静止的池塘。思想和欲望就像丢入水中的石头。丢进一块石头，完美整齐的涟漪漂亮地在池面扩散开去，去到远岸。丢进两块石头，波浪的起伏交替重迭，有些被加强了，有些被抵销了。当多块石头掉落水面时，结果是一片混乱——秩序再没有了。池

面的倒影被分裂成无数碎片。纵使明月正宁静地掠空而过，可是池面反映出来的却是凌乱的月影。

在任何一片沙滩上，沙滩的形状和性质都是大致上由海浪的种类和性质而定的。我们脑波的种类和性质也会大致上决定我们心智的形状。从我们思想和欲望所击起的涟漪，造成实时（表面）和长远（底层）的后果。思考和欲求的模式是混乱的话，结果必然是反常的经验———在精神上、情绪上或心理上———以及反常的行为。思想的混乱程度直接地决定了生命失调的程度。当思考和欲求的模式有秩序时，结果就是健康、快乐、喜悦、进步、创意、满足。

有关个人生命的这一点，或许容易用理智掌握：当我的思考失调，我的行为和生命也会失调。然而，既然 Ascendant 是一切的源头，因此我混乱的思想会跟宇宙的所有部份，在所有的时空中起作用。就像三文鱼游回它孵化的地方产卵一般，命运里面没有意外，自己的思想总会返回它的源头，而这源头正是在我们心智内。

事实上，没有要推卸责任给谁、没有要谴责谁、也没有要如何判断谁。我的欲望为了我，创造了我的宇宙；你的欲望为了你，创造了你的宇宙。这么多人的宇宙好像互相类似，也有许多共同特征，这个事实是一个愉快或有用的巧合，定义了我们共同的人性。（如果自己的宇宙不能与人类大众同步的话，那些人的下场往往是被送到精神病院，或者监狱。）这意味着所有精神和生理疾病的最佳疗法是一样的——把个人的心智有意识地重新联系上 Ascendant。

人类心智有无限的弹性，让我们可以经验到由那最实在的直至那最抽象的——由我们感官经验到的物理现实，到抽象的内在，即意识本身的现实，都可以经验到。

爱是把生命合一的线索，由最抽象到最具体，在每个存在的层面，每个经验的层面，都有这纤细的线连系着。它好像是个脆弱的东西，容易失落或破碎，但却不是这样。它比岩石更坚固，永不会破碎，也不会缩小或失落，它主要是借着不断的施予而滋长。我们不会离开它，虽然有时我们错想误以为会离开它。其实，有时我们以为离开了爱，只因我们彼此矛盾的投射的欲望，使我们的人际关系无法为我们提供更大的成长。这是最亲切和最准确的描述。因为隐藏在所有的欲望——我们投进 Ascendant 静止水面的矛盾杂乱的冲动——之下的，依然永远是我们原本的意向，这些意向是透明的，无瑕的，纯洁的，指引着我们的本质经过一个又一个的情况，一个又一个的生命，一个又一个的世界。基本的意向究竟是什么？那是归向我们的根源。现世并不是我们的本家，我们常常觉得我们好像是没有家园的流浪者。我们就像 Arthurian 传奇中的 Pellinore，我们失去自己的王国，漫无目的地流浪，直到我们的躯体渐渐生锈，因为我们看不到自己的家园。

我们的流徙是自取的，我们选择了来这世上，何时想回家，便可以选择回家。是没有东西可以阻止我们和根源结合的。其实，我们从来没有离开过 Ascendant。我们只是以为自己离开了，我们只是在想象中以为自己离开得很远，这只是个幻想而已。Ascendant 会很忍耐地，永远地，等待我们

恢复这个记忆。因为我们*就是* Ascendant。无论我们忘记这简单的事实多久，或坚决地否定这事实多久，或继续建立虚假的梦想和古怪的信念也好，Ascendant 仍然耐心地等待我们。没有任何思想，任何行动可以改变这简单的事实。Ascendant 是我们所有存在的根源，袖是我们将来存在的最圆满体现；袖不但是我们的根源，也是所有时间所有地方中所有事物的根源。因此，要了解生命简单至极。

假如你发觉这一点好像很难掌握，唯一的可能性是其中一部份你没有充分明白。唯一的可能性是你人格之中有一些黑暗的地方未被处理。我们要怎样改变这一点？用任何有效的方法！

十一 . 三个解脱阶段

所有你有能力做到的或梦想到的，着手开始做。
在胆量中自有天赋、力量和魔法。

永久意识

只有在闭眼静静地默观时才尝到 Ascendant 的滋味，还是不够的。意识的完整发展，需要我们把 Ascendant 带入日常生活。为了达到这目的，生命便是我们的老师。每一个欲望，每一个磨擦，每一个问题，都是这个无懈可击而奇妙的老师给我们的机会，让我们从小我的虚假限制中释放出来，和学习 Ascendant 是万物底下的实相。一旦我们开始主动追求成长，每一个经验都恰恰向我们显示，是哪些欲望和憎恶维持着过去毁坏性的行为模式。每一个生活处境都变成迈向开悟成长的机会。当我们熟习了舍弃过去的心智的建构，我们自然会养成一种平定的状态，带领我们顺利渡过和超越尘世生命的梦幻泡影。

如果我们能永久地舍弃自我的构想，便能彻底地改变我们对世界的经验。我们已不再受过去的有破坏性的行为模式所奴役，心智也不再受困于过去和将来，我们自然地和自发性地，为了所有生命的利益，活在当下。生命变得简单，而又非凡——我们对所有当前的经验给予相同的响应：接纳、慈悲和无条件的爱。

在我们的基督徒传统中，这状态称为「不间断的祈祷」。在这状态的人，永远不会失去在完美认知中的无限内在平安；他常常和心内的根源连结在一起。1897年巴克博士给这

个开悟的第一阶段起了名字：「宇宙意识」。由于这名词在二十世纪被滥用，我们改称它为「永久意识」。永久意识的意思是我们永久地意识到 Ascendant。

开悟的第一个稳定状态有个古老的名字叫 *Nirvana*，是由梵文 *Nirva* 而来，意思是吹灭。小我的无知之火被吹灭了，因为它的燃料——信念——已经耗尽。就像一枝被掐灭的蜡烛，所有旧内在模式都被铲除了。当我们以完整的意识做每一个行为，生命的每一刻都是自发地活在当下时，欲望就不再束缚我们。这是生命完全确立在 Ascendant 的意识的自然副产品。

永久意识状态另外一个名称是 *Nirvikalpa Samadhi*。Nirvikalpa 的意思是「永久」；Samadhi 的意思是「终极」或者「无瑕均等」。当个体不再尝试控制或操纵存在的每一方面时，生命就变得顺畅而不费力。这是意识完全安住在「无限」的自然结果。

永久意识状态的一个不可缺的特质，便是梵文里的 *prajna*。Prajna 是理智用来创造*观照*的能力。

神经系统有足够的弹性，去同时经验 Ascendant 持续的寂静，和相对的意识状态：即醒着状态、做梦状态和睡眠状态。这个意识或观照的二元性是开悟的第一阶段。因此 prajna 又被称为智慧之母。

心智可以比喻为一群不断改变形状和方向，而又维持着队形的小鸟。当我们开始培养观照意识，有时我们看着鸟飞；

有时我们是鸟。当我们同时两者都是的时候，我们便养成圆满的 prajna 了。

在醒着状态，一般的经验是：「我想，」「我觉得，」「我做。」我们混淆了现实的层次。一旦我们的意识永久安住在「根源」里，在 Ascendant 里，我们便认识到所有行为、思想和感受都是在「大我」之外的。生命还是照常继续，但是个体不会错认思想、感受和行为做他的「大我」。慕道者可能会被观照的经验弄糊涂了，特别是当他身边并没有一个有足够知识的人为他解释发生在他身上的是什么事的时候。在一些极端的例子中，这可能被当成精神错乱。

三原力

当一个人经验到，思想、情绪、感知和动作都在继续着，却都不是由大我造成的时候，那么，一个问题自然升起：「是谁在思考，感受和行动呢？」答案就是大自然的基础力量，梵文叫 *gunas*，负责造化里的任何事。我之前说过 Ascendant 是一切万物的根源。这没错，可是 Ascendant 从来不会离开它无限的、Ascend 了的状态去创造宇宙。那宇宙是由哪里来？答案是由三原力而来——三股导致一切事物存在的基础力量。

SATTVA

第一个原力是纯净的力量，带有智慧的创造力或进化的力量。宇宙内所有事物都生长，成熟，变得更精密，Sattva 就是导致这发生的无限创造力。在道家传统内，sattva 叫做阳。阳是正面、男性、扩展、神圣的、导向外的。在个人生命中，思路的清晰和动机的纯净就是 sattva 所显化的原始力量。当 sattva 原力掌管一个人的生命，快乐和健康自然就培养起来。白色 Ishayas 以代表这个 Sattva 原力或绝对的纯洁为典范，在地球上走这一条路。

Sattva 原力的显化贯穿了创造的每个层面。在三个相对意识状态中，sattva 在做梦时是最旺盛的。在三个开悟意识状态中，sattva 在开悟第二阶段—— Exalted 意识状态——中是最高的。Sattva 在某些食物、某些饮料、某些感知、某些活动、某些情绪、某些思想之中占主导地位。借着温和地改变我们的饮食、感知、行为、思考和感受的方向，我们可以越来越把生命转向 sattva 的方向。当一个人 Ascend 的时候，sattva 在生命中就自然增加，带来深度的内在平安、宁静、清晰、创意、喜悦和完美健康。掌管 sattva 的是 Ascendant 维持宇宙进化方向的原始力量，梵文叫做 Narayana。在基督徒传统内，圣灵代表 sattva 性质的力量。

TAMAS

在所有方面都跟 sattva 相反的，就是叫做 tamas 的原力或者惯性。Sattva 是阳，tamas 是阴——它是负面、女性、收缩、尘世、导向内的。阴是那终极的接受性，是阳那完美

创造力的最佳搭档。如果 sattva 是光明和白色，tamas 就是黑暗和黑色。在 Ishayas 中，代表 tamas 的是神秘的黑色 Ishaya 大师，他们很少在修院露面，常年独个隐居，间中出巡，保持若望的 Ascension 没有偏离他的初衷。

Tamas 负责智慧，直觉和意识成长所必要的意识发展方向。因此 Ascendant 掌管 tamas 的方面叫做 Isha，梵文称之为 *yogiraj* ——「瑜伽行者之王」——要摧毁无知，tamas 是必须的。假如我们要提升到完全的意识，便一定要得这原始力量支持。在基督徒传统内，三位一体里面的基督代表 tamas。基督摧毁世间的无知，换上纯净而无条件的爱、纯净的喜乐这些真理。

正如 sattva 的增长会带来快乐和创造力，增长的 tamas 失衡时，便会带来不快乐、消沉、疾病和怠惰。跟 sattva 一样，若干的饮食、感知、行为、思考和感受会增加 tamas。当这些在生命中增加，生命就会变得病恹、消沉、伤心。过度睡眠会带来 tamas 的失衡，因为在三种相对意识状态中，tamas 在睡眠时是最盛的。而在三个绝对的意识状态中，tamas 在最高的开悟程度——合一之中是最盛的：在这状态里，所有二元性的感知都被摧毁了。

RAJAS

Sattva 跟 tamas 常一起合作：在之前一个状态未被摧毁之前，任何改变、进化、甚至创造都不可能发生。花蕾死去，花朵才可以绽放；童年必需死亡，成年才会诞生。连系着 sattva 和 tamas 的是叫做 rajas 的原力。在纯粹创造和纯

粹毁灭之间的无限张力创造了第三个原力，能量的属性：
rajas。在应用到创造或毁灭之前，rajas 是中性的。它负责醒
着状态，因为醒着正是活动。它在「永久意识状态」中也是
占主导，因为在这个开悟第一阶段，外在世界大约跟之前完
全一样地继续着。只有内在的现实对 Ascendant 的感知打开
了：外面依然如旧。

　　Ishayas 当中，代表 rajas 的是红色 Ishayas，他们主要
负责入世教授 Ascension。受纯洁的白色 Ishayas 指引和顺
应黑色 Ishayas 的智慧，活跃的红色 Ishayas 会疗愈世界。
梵文里，Prajapati 代表 rajas 的原始力量，意思是「创造
者」。在基督徒传统中，具体表达 rajas 特性的是父神。

　　跟 sattva 和 tamas 一样，若干的饮食、感知、行为、思
考和感受会增加生命中的 rajas。Rajas 的失衡会引致热情、
忿怒、暴力。Rajas 跟 sattva 的调合引生了在生命中实现一
切的力量——当然包括提升到开悟的力量。所以我们说，行
动是培养永久意识的方法，而寂静则是培养更精炼的开悟状
态的方法。

　　人类世界是 rajas 的世界：我们人类站在 sattva 和 tamas
的门坎上，有能力向任何一方前进。我们用思想和行为，把
生命创造成天堂或者地狱。我们站在那看得见的和那看不见
的交界处——在肉体中生存，却是由精神造成。活化 sattva
神圣的质量，抑或 tamas 世俗的质量，是我们的选择。把生
命提升到喜悦和健康，抑或下沉到不快乐和死亡，是我们的
选择。

「不受制于三原力」

生命成功的方程式，就是不受三个原力的影响。怎样做呢？借着 Ascension ——把意识带到它在 Ascendant 之内的根源。这时候，一个人会经验到思想、感受、觉察力和行为都在继续着：它们一直都是由大自然基本力量的活动和互相作用造成，但现在自我不再牵涉在内了。再没有这种想法：「我在思考、感受、觉察和行动。」原力跟原力的互动造成思想；原力跟原力的互动造成感受；原力跟原力的互动造成行为。因此整个人类生命的领域，无论是主观的或客观的，都是受原力的支配之下。

在醒着状态，我们错认自己是思想、情绪、感知和行为的主人。这个错误在永久意识状态中被纠正：在每个经验，每个思想，每个行动中；开悟的人体悟到「我根本没有做任何事。」所有的一切都是来自原力之间的运转。当我们用亲身体验，而不是用枯燥的理智概念来了解这一点时，永久意识状态就稳定了。

永久意识状态是完美的自由：由于我们体认到，导致思想和经验的不过是大自然的活动，我们便可以随意照自己的选择，指导生命的路向。不再受制于老旧的毁灭性内在程序，我们可以创造想要的新习惯和信念结构。心智不再受以小我为本的恐惧式思考所束缚，它安定于完美的内在喜悦里。我们不再被过去的经验和对将来的恐惧困住；我们持续地活于当下一刻。生命在完美中开展，因为我们不再相信，理性头脑能控制任何东西。正如在醒着状态中，我们无法控制红血球输送氧气到细胞，也没有能力用意识去改变身体里面成千

上万的电能和化学作用。在「永久意识状态」中，我们所有的智力过程——思想、感受、觉察力、行动——变得完全自动。由于我们不再消耗由 Ascendant 流出来的完美生命，我们生命的一切都变得成功和极度满足。生命完全活在完美当中。

瑜伽哲学其中一个最早的奠基人，开悟大师彭坦加利5,000 年前在他的瑜伽经中写道，「Heyam duhkham anagatam。」意思是说，尚未来的苦难值得我们避免。这怎么发生？这是把个体的意识永久地确立在「永久意识状态」的自然结果。当我们不再篡夺三个原力的所有权，生命的一切就会为我们完美流动；在这状态中我们不可能受苦。

彭坦加利也提到当我们立足于 *Asteya* ——不窃取时，那么所有 *ratna* ——无价的财富便会自动向我们呈现。当我们不再从大自然手上偷走我们的思想、感受、觉察力和行为的拥有权时，就会达到完美的不窃取。所有美善奇妙的事都会来到那些提升到「永久意识状态」的人身上，尤其是摆脱非本意的轮回转世的自由。

恒常练习 Ascension，会使我们特别快速地培养「永久意识状态」。要改写内在程序所需的时间，不会多过最初形成这些内部程序的时间。这是可幸的！假如要我们要再次经历，或者要有意识地解除那些我们在自己心智和世界中造出来的所有恐怖事件，谁有胆量去开始做？幸好，没有这需要。借着 Ascension，我们优雅地、不知不觉地，消除所有把生命束缚在醒着意识状态中的所有旧信念、习惯和判断，连这个过程正在发生，我们也不会察觉。

恒常练习 Ascension 五至八年的典型结果，是永久意识开始在任何神经系统中发芽，不管初时它压力有多大。最终，时间长短取决于四个因素：

1）个人有多恒常地练习 Ascension。正如引力，要脱离地心吸力必须要某程度的加速（每秒9.8平方米）；要脱离旧的毁灭性行为模式，也要有一定程度的加速。最容易的方法，就是一心一意，精进地恒常练习。

2）开始练习时，神经系统积存了多少压力。由于毕生过度和失衡的行为模式，某些人较别人承受多很多压力。年龄当然也是一个因素；一个通则是：年纪越大，身体压力越多。婴儿的动脉像条弹性十足的橡胶管；一个典型八十岁的人的血管，填满了沈积物和硬块，像条又旧又僵硬的输水管。

3）个人的神经系统每日有多少压力添加。有些生活方式比其它方式所受的压力较大。不管一个池塘的过滤系统功能有多好，如果每日倒入水池的污泥和有毒废料，多过它的排除量，池水的质量只会愈来愈差。

4）个人想从自毁性的行为模式中解放出来的欲望有多强烈。想改变的欲望越是强烈，改变的速度会越快。当然，这道理可以应用到任何事情上。越勤练琴，琴艺的进步越快。

然而，把这些都计算在内，典型的平均数是五至八年。要用这么长的时间其实使人感到有些意外。毕竟，我们要去的地方在哪里？Ascendant 已经在每一个人里面了。要花些时

间，不过是因为我们受思考、看事物和行动的习惯模式制约太深。旧习惯倾向死不屈服。

EXALTED 意识

在「永久意识状态」之上，怎会还有更多发展意识的可能性呢？在「永久意识状态」中，Ascendant 的无限觉知已经恒久地建立了。何来还有成长的空间呢？由逻辑看来，是没有的。这事实，在过去令许多人「卡住」在永久意识状态中。我把卡住放在引号内，是因为永久意识状态的永恒自由，并没有被准确地描述，特别是跟醒着状态的无知比较时，它不是一个不动的状态。然而，相比于其它可被开发的意识状态下，若一生都维持在「永久意识状态」的话，的确是被卡住了。

在「永久意识状态」中，心智满足了，因为那些阻挡着个人的觉知，令人难以记起它就是无限的障碍，都被去掉了。因此，心智看不见继续成长的潜能，但心灵却不能满足。以前，在醒着意识状态中，我们和所爱的人和物至少有一种合一感。当时失去的，是对内在那「无边际的大我」的觉知，不过这个假的合一也在某层面上带给我们喜乐。

每一个创造的层面，就算是醒着状态，都有相应的快乐层次。因此，当心智在「永久意识状态」中满足于大我与其它一切万物之间的「无限」二元性，心灵却觉得不满足，因为之前那合一没有了。心智说：「逻辑上，不可能有更多的了，」然而，心灵响应说：「且慢，等等再看。」古语有云：「我们的心是不讲理的。」体验到我们就是「无限」之

后，如果说还有可能再成长，那也许是完全无理的，可是心灵不会就此认输，即使对手是那么「绝对」的!

「无限」也许在心灵的愿望前面挡着路，可是心灵决意要和分隔开了的所爱再度结合，它不惜猛攻永恒的堡垒。而在这场争取行动中，心灵的盟友当然就是一切*都是爱*这个终极实相。

我们的心灵只会爱。当个人由破坏性的内在程序解放出来时，便不再活于过去或将来，不再阻碍爱的自然冲动。在醒着意识状态中，爱很多时会被疑惑、恐惧、投射和批判所掩盖。在醒着状态中，爱不是贯彻始终的，因为小我从来都不是始终如一的。由于小我不活在当下，就常常纠缠于悔恨、焦虑、恐惧中、根本没有空间让完美和无条件的爱出现。当一个人能够完全活在当下，没有对过去的批判，或对将来的恐惧时，对万有和万物的爱就油然而生，就像百花齐放。当爱是自然流露，我们觉得愈来愈容易去爱人。这个自然流露爱的状态，开始改变我们感官的觉察力；我们体验到每件事物的愈来愈精巧的层面。

就算在醒着状态，我们都有这经验——谈恋爱的时候，我们不太留意生命的限制和界线。喜乐一波一波地涌过来，让我们没空去留意别的。这个日益增加的欣赏能力，自然地打开我们，让我们有能力爱得更深——一旦旧信念系统的破坏性倾向静止下来时，欣赏和爱就越来越容易和彻底地彼此滋长。

精炼的感知

　　身体的奇妙构造具备了更微妙的运作方式机制。举例说，遗传密码中大约90%成份的编码，在醒着状态中是没有已知用途的。这是现代遗存学研究的其中一个大谜团：于效率方面一向无情的大自然，为什么只有在 DNA 结构中才这么挥霍，浪费掉十分之九的材料呢？一个答案是，很多这些空白编码部份，只有在相对的意识状态：醒着、睡眠和做梦时，才是发生一些在相对意识状态没有用处的蛋白份子。其中两种最重要的，在古文献中称为 *soma* 和 *amrita*。

　　Soma 被称为「宇宙的胶水」：这份子让我们培养出对造化的最微妙层面的感知，就是保持一切事物连结于 Ascendant 的实相的那个层面。当 soma 在身体内增加，感知的功能便渐渐改善。我们开始经验到万物的属天质量——即是在相对结构中最微妙的层面。这适用于视觉：soma 让我们看到所有对象都充满着无限光辉，最纯洁的美。这适用于听觉：soma 让我们听见声音最微妙的层面；每一个声音都是完美的天籁。这适用于嗅觉：每一个气味都散发着奇妙的芬芳。这适用于触觉：每一个身体触觉都胜过最柔软的丝绸锦缎。这适用于味觉：吃的每一口食物都比最甜的糖甜蜜，滚滚而来的美味在口中绽放。

　　这深度精炼的感知层面带来的主要结果，就是生命变成最高享受。第二个结果可以是有能力看见生存在更微妙现实层面的生命：天使、天人、神灵、原素、天神，并与其沟通。这状态就是华丽的化身：每一刻都是活到极致。Soma 把我们像陶泥的身体转化成神光的殿堂。精炼的感知是 Exalted 意识

状态的常态。每一个感知都是奇妙。真理、美和爱是第二开悟阶段的侍者。

　　Amrita 是带来肉身不朽的分子。遗传编码没有任何部份硬性规定了人类一定要衰老，一定要死。并没有绝对律规定，在体内四处漫游的自由基所造成的损坏，无法完全复原。反而，每个细胞都希望能够完美地去复制。为什么这个没有发生？压力。放射性同位素研究证实，每年身体里面98%的分子都会被更换掉。有些部份的更替频密得多：举例说，构成胃壁细胞的分子，每五天就完全换上新的。我们每六个星期就有一个新的肝脏，每六个月一副新骨骼，每两年更换一个100%全新的身体。就算是出生后不会再更替的神经细胞，都会按年更新它成分里面的原子。

　　问题是，在醒着状态中，我们一直用完全一样的方式来重建身体：如果我们有一个旧患造成的畸型膝盖，我们就一直照旧样子更换膝盖里的原子，真正的疗愈从来没有发生。并没有理由说非得这样不可；并没有理由说生命要在七十五岁结束。这些只不过是信念。我们通常没有把它当成信念，因为它在集体意识中已深深扎了根，可是这些都不过是信念。当我们改变心智够彻底时，就可以更加熟悉那个「总程序设计师」——就是在我们意识中，那个决定把信念系统维系于何处的脉动。「Exalted 意识状态」的一个特点，是我们可以逆转所有旧信念系统，包括对死亡的信念。Amrita 是让我们无止境地重建身体的物理分子。

合一

当人类意识成长踏入最后阶段时，对天界洞察力的精炼质量，与对 Ascendant 在外的持续觉知，二者融合为一。这是开悟的最高境界，称为「合一永久意识」或「合一」。

从醒着状态的观点看来，「合一永久意识」是不可能的；我们如何可以看到、听到、触摸到、尝到和嗅到无限呢？对一个已经提升至能够觉知到内在「无限意识」——即活在「永久意识」之中——的人来说，却是有意义的。只有在那时候，这寻求才会变得实际可行。直到每一个人、每一个对象，都被经验成跟我们在里面体认的「无限大我」一样时，我们内心的渴望才会安顿下来。

这个最后成长阶段怎样发生？开悟的个体借着理性分辨，经验到天界的光辉溶入到「无限」里；我们认识到，这个在外面感知到的「无限」，跟我们在里面体认的「无限」，是一样的。换句话说，个体发现他「心爱的宇宙」正是他的「大我」本身。这很有趣，所有爱最终都是指回大我。不是指向醒着状态的有限小我——那小我没有能力一直贯彻地爱任何人或任何事——而那爱是指回已「开悟的心智」的「普世宇宙大我」那里。结果是个体圆满地觉知到，每个人都是神圣火焰的火花，在所有表面的分别之下，每一个人都是一样的。

什么能激发这终极证悟呢？有一些证悟了「合一」的人，写了一些以「合一」为主题的专著：巴达拿亚纳写的《梵经 Brahma Sutras》，《奥义书 Upanishads》，蚁垤写的《摩

诃罗摩衍那 *Maharamayana*》（Yoga Vasishtha），《*奇迹
课程 A Course in Miracles*》。古印度的整部《吠陀多
Vedanta》哲学（字面意思是吠陀 Veda 的结尾）就是为了帮
助那些在第二开悟阶段 Exalted 意识状态的人提升到「合一」
而写的。这些典籍其中任何一本，醒着状态的人看了，不但
近乎没用，还有可能被大大困惑。

这转化的另一个催化剂，就是完全开悟的人对站在「合
一」前最后一道门坎上的慕道者说的直接语句：「你就是那
个，」「所有这些都是那个，」「没有其它了，只有那
个。」*那个*当然是指 Ascendant。在适当的一刻，这些伟大
的语句（*Mahavakyas*）会永远粉碎进化的灵魂的心智中，最
后那一丝限制。或者这个转化可以用其它数不尽的方式发
生；大自然自会创造出所需的条件，让它必然发生。

在「合一」状态中，个人生命是怎样运作的呢？

因果（行动）分为两种：一种不管我们现况如何，都会返
回我们身上的，以及另一种好像是潜伏的——说它潜伏是因
为它在今世无法抵达我们。我们的过去行为好比种子。这些
种子极小的一部份已经发芽了，所以会影响今生。就像仓库
里面的一小撮因果种子，建造了一条桥，接驳到我们目前的
经验。越过这条桥后面的，是过往因果的绝大部份，好比一
排排由种子堆成的山脉，等待适当时候生长。Ascension 是
一把神圣火焰，炙烤这些种子让它没有机会发芽。桥被烧
了，跟过去的连结也没有了；因果没有机会返回我们身上。
种子都被智慧之火烤焦了。

已经发芽的因果造成了 *leshavidya*「无知的最后残余」。这残余维持着合一状态中身体和心智的运作。生命借着习惯的力量延续；个体的本质被经验成一片薄薄的，几乎透明的薄膜，就在两个圆满之间：内在大我是无限，外面世界也是无限。个体性所剩下的，只是两个圆满之间，一条虚弱模糊的界线。这就是《奥义书》里面说的，*purnam ida, purnam idam*：「这是圆满，那是圆满。」内在对永恒的经验是无限而不变的，而外在对永恒的经验也是无限而不变的，两者并没有不同。这两个圆满被经验为一体。当我的老师说：「200%的生命是每一个人类的天赋权利。」他说的就是这个意思。

所有荣光，世俗的和神圣的，都在等待那些足够明智，选择追求开悟的人。

十二．最后几块拼图

「就如最小的一滴酒，都会把整个酒杯染上味道。
同样地最小的一点真理，都会令生命染上色彩。」
——《奥义书》

把个体生命扩展到永久地活在完美的状态之中，会难以办到吗？没有任何生理上、精神上、情绪上和灵性上的问题，不能借着发现内在的神性本质而获解决。这不是信念的问题，这是我们内在神圣本质的必然后果。没有问题能抵挡对内在大我的体认，只因为没有问题能够跟它共存。当我们开了灯，黑暗往哪里去了？

名声

什么是名声？它是个魔术师的把戏，一个特别狡猾的幻觉，常把有名声的人关在更深层的无知里。名声的意思是，一些人认为某人比其它人更重要，更好。我们多么想被看成是重要的人！这难道不是渴望爱吗？而我们每一个人都何等重要！不过，这重要性不是基于我们一般所认为的理由。我们每一个人都极其重要，因为我们都是宇宙心智中独一无二的一部份——可以说，如果 Ascendant 缺少了我们任何一个就会变得不整全。不过，这当然不可能发生，因为 Ascendant 永不是不整全的。因此，为了让宇宙以它必然的方式展现，我们每一个人都是珍贵而不可或缺的。

名声是如此了得的骗子。我们认为，我们有名是因为*某些东西*：因为我们入球得分或者唱歌好听或者在电影中演出。在世俗人眼中，我们有名并不是因为我们内在本质的价值，

而是因为跟其它人比较上，我们干某事干得出色。当我们表现失色，名声就像海市蜃楼般幻灭，给我们留下些风光日子的回忆，但没有其它了。由此就引入了世上各种癖瘾去麻痹五官，以帮助我们忘记曾在太阳之中那风光的日子。

有些人从未出过名，绝望了，就直接地染上了破坏性的习惯。也许，他们想出人头地的欲望和想有人认同的欲望，会令他们企图在癖瘾的圈子中取得名声。

整个潜在的信念系统，助长了我们想要与众不同、特别、有人认同或出名的欲望，但它是扭曲而不实的。我们好多人深切地渴望证明自己是宇宙的中心，证明受人爱戴。然而很不幸，这个证明永远不会由外面而来。那些今天称赞你的人，明天便诋毁你；如果你的快乐或自己的价值观建基于别人对你的意见上，那么你的快乐一定不会长久，你也不会真正满足。

我们每个人都已经拥有最不可思议的特质——每个人都是无限根源的一部份。没有任何名声可以说比这个大；世界上没有行为比这个更值得被赞赏；没有言语或思想比这个事实更重要或更有意义。由于我们与生俱来便具备了一切有可能存在的实相当中最伟大的实相，所以，怎么会有任何身外事物是要紧的呢？人类的名声如同春去秋来，从来都不是普世性的。从来没有人受所有人爱戴。西泽大帝受很多人鄙视。林肯的第一次总统大选，投票支持他的国民连一半也没有；很多人恨他恨到入骨，以致他的竞选催化了北美洲史上最具破坏性的一场战争。另一方面，拿破仑和希特勒反而受他们大部份民众爱戴。

人世间那建基于分离和特殊性的名声，是人类梦幻中毒害最深的一部份。如果我比你优秀，你就比我差劲。因此，我的宇宙就缩小了，因为我的 Ascendant 在某些地方多了一点，而在别的地方少了一点。

真相是，所有人都同样独一无二、同样特别；所有人都配得来自大众的最高赞美和欣赏。当中的秘诀是学会欣赏所有人。那么你就是尊崇他们当中最完美的一部份，也就是等同你当中最好的一部份。别受表象欺骗：五官是梦幻人生的左右手，它们拼死要无止境地继续生存。由于五官都是顺应它们自己的本质运作，所以错不在它们。感官是设计用来辨别差异、对比、变化的；难怪一些颜色、形状、字眼和声音似乎更讨人欢喜和更漂亮。不过这不是实相。

内在神圣声音

有一把宇宙的微弱声音，弥漫着整个创造。声音轻柔而隐约，可是所有人在所有地方都可以听得见，聋人也不例外。它的名字被称为：圣言、神的声音、圣灵、奥米加 Omega、欧卡拉 Omkara、原始声音。现在好多人叫它做指导灵或内在神圣声音。叫什么名字不重要。这把声音一直跟每个人说话；我们问的每个问题，都总有一个答案。其实，总是有两个答案；第一个答案，是有限的个体性创造出来的。这答案从小我的立场出发，通常都是为了那些我们想要，却抱有怀疑的思想或行为而作出的辩护。第二个答案来自宇宙心智，常常被叫做直觉；有时候也被当成良知。第一把声音有时叫做撒旦之声——理由是，两把声音给的忠告往往南辕北辙。

不管叫什么名字，一把声音典型地总是替眼前和实时的官感享受和经验在说话，而另一把声音总是替普世的爱说话。

任何人都听得见这内在神圣声音。偶尔，这把声音在每个人心内还颇大声的。然而，如果我们继续充耳不闻或尝试否定它，这把本来微弱的声音还会更弱，直到第二把声音好像消失不见了一样。在这情况中，正在发生的是：我们的振动频率越来越粗糙；第二把声音在一条微妙的频道上播送；我们蒙蔽了自己听这频道的耳力。人类的神经系统很难在同时间调整接收到一条以上的频道；如果我们继续习惯去听那限制的声音时，第二把声音便会渐渐消褪。

它永远不会完全消失。由于我们每一个人都是永恒 Ascendant 的一部份，要在现实中跟它分离是不可能的事。不过如果我们频频转身不顾那微妙层面的经验，这些经验就会显得好像消声匿迹一般。

为什么这第二把声音要当第二？因为我们人类有自由意志和权利，替自己选择我们想要相信什么。这第二把声音是第二的，是因为我们本来不需要*任何*内在的声音，只是曾有一天，我们学会了相信自己不是 Ascendant 一部份，忘记了终极的实相是渗透一切的，包括我们自己。

刘易斯（C.S. Lewis）笔下有一套经典小说《*纳尼亚传奇 Chronicles of Narnia*》。这套小说有时候被当成儿童故事。贯穿几部书之间，宇宙精神化身显现成一只雄伟的狮子，亚斯兰。那些并未丧失聆听内在神圣声音能力的人，会听见亚斯兰雄厚、饱满、悦耳的声线。然而，那些习惯选择不听那

内在指导灵的人，只知道亚斯兰是一只会咆哮的大狮子。这个故事不是一个譬喻；它说的基本上是实情。

故事的寓意还向另一方面延伸。当我们练习聆听里面那静默微弱的声音，当我们习惯选择第二把声音，它就会越来越清晰，直到我们能够弄清楚一字一句。最初，它可能像一把遥远的回声，一首几近遗忘而又说不出的悦耳的古老歌曲，像落叶的低语，无尽遥远大海传来的隐约浪涛声；练习多了，它开始听起来像一把从来未听过，最漂亮的男嗓子或女嗓子。而渐渐这把声音转化成内在的明白，一份肯定，强到第一把声音也消褪了，不是因为我们用相反的或更大的声音把它淹没，而是单纯因为我们再不需要它，不想要它了。在那些双耳完全净化的人的耳中，亚斯兰从来不像一只狮子。我们站在神圣临在无可言喻的美中，跟 Ascendant 结合在一起。这儿不需要分歧的声音（根本不需要任何声音），思想也不需要，感知也不需要。所有个体性都溶入到明白里去，到纯粹的存在里去。

这不是丧失自由意志或自由——这才是真正，无止境的自由。所有的选择首次马上得到实现，就在此时、此地。我们不再根据旧的自毁性行为模式和信念行动，而跟一切创意和天赋的根源结合起来，运行自如地，把宇宙推向任何一个选定的方向。

不朽的生命

大部份人在很深很微妙的层面上相信自己会死。他们有大量证据确认这一定会发生在他们身上，毕竟，不是有史以来

人人都会死吗？我曾经有一个朋友，她时常谈及自己的死亡。有时候她的声音充满盼望，有时则是恐惧。有时候，她很好奇，死亡时究竟会怎样，她断气之后该拿她的身体怎么样。我想这是对这主题的典型态度，也许是最常见的态度。

其它人则忽略自己的必死性，还假作相信他们会长生不老。他们不是真心相信会长生不老，但是他们希望，当他们不把死亡放在心上时，或许死神便会走开放他们一马。就像我们谚语说的驼鸟，他们觉得只要埋藏所有危险的思想，危险就会离他们而去。然而，麻烦的是，当我们尝试掩藏任何思想、感受或信念，这个压抑的行为只会滋长负面的精神状态，反而加强它。

少数人相信肉身不灭的可能性。其中有些是科学家，他们研究生命最基本的构成单位，看不出为何 DNA 不可以永远完美地自我复制。其它人包括科幻小说和魔幻故事的作者和/或读者。而还有少数是圣者、瑜伽行者和其它富有灵性远见的人，他们相信，逐渐转化这些粗糙的肉体成为不死的光构成的物质，是可以做得到的。

如果这种现象有可能会发生，最可能成功的人会是谁呢？显然地，对任何一个人而言，先决条件是相信它是可能的。既然思想可以创造我们的未来，我们必须先对这可能性怀有希望；不然，我们便不可能体验到细胞本质逐渐的蜕变。集体信念系统的本质实在渗透得太深太广，决不是单靠意外就可以扭转的。

假如在这一代中，任何人把肉身不灭当成一个实际可行的目标，他们首个必要的任务就是开始松开那些压力、判断和

怀疑的顽固习惯。下个必要的任务就是学会用无比的灵活弹性面对生命。如果身体里面完全没有郁结，便没有肥沃土壤给危疾成长。正如，当我们充份向平安敞开心胸，愧疚和忿怒便没有生存空间，同样道理，当我们洋溢着生命，死亡便没有生存空间。死亡白白浪费时间，也浪费了潜能；死亡是我们对进步变化的自然流动铁了心不理的结果。那些变老了的人，都是因为身体和信念都僵硬了。那些身体和信念都柔韧的人，不管他们实际年龄多少，都较能够保持年轻活力。

饮食是生理健康其中一个因素，但却远非一般人所认为那么重要。同样道理也适用于运动、任何其它的外在行为和行为模式。不朽的根源是内在的。

不死并不是痴心妄想，也不难达到。事实上，要继续活下去比死亡容易得多。生命是人类的自然状态——它不只是一个不属身子的光体，也是物质界一个有肉体的行动者。有某些功课是我们要在这里学习的；毫无疑问，我们到最后一定要学会这些功课。学会之后，毫无疑问我们的目的就是分享所学到的。在 Ishayas 当中，我遇过几个是肉身不死的。

只要个体一直进步，他就不需要去别的地方重头开始。只有当生命停滞不前，疾病、灾难或死亡才有需要显现。当生命每一刻都在持续进步，死亡是不需要的。做到这件事的方法，是完全地活在当下，完全地确立在圆满的人类意识中。

要怎样才可能达到圆满的人类意识？我们，我们所有人，都已经有觉知——人类每一位都已经拥有它。唯一必要的，是不再阻碍着它完整自然流动的运作。太阳一直在照耀，可是当大量的云层隔在中间时，我们也许体会不到它有多么耀

眼和温暖。云会散去。云始终都会散去。这里是地球,不是金星。我们的命运不会被重重问题永远地掩盖着。我们的命运,就是在完全升起的太阳的金光之下喜乐地跳舞。

没有事情是取决于信念的。太阳存在,不关乎我们相信与否。然而,一切事物又却取决于信念。是我们的信念束缚着我们。假若我们不相信自己可以变得更好,那么,还能有什么可以推动我们这么做呢?

死亡

跟生命这个主题一样,死亡也相当值得探讨。我们所有人已经是不朽的灵魂;这是绝对真理,远非任何信念所能够对它有所增减。然而由于我们不相信,我们都有能力把这事实隐藏,不让意识去觉知。当我们对人生终归一死的信念够深,和当我们相信死亡不只是生理上的转化,而是无疑地从此消失的话,那么很有可能,我们会在身体死后花一段长时间来经验一件事——就是我们相当沮丧地意识到自己死了。

我们死后的经验,或许会被根深蒂固的信念古怪地扭曲。我们也许会创造一整个世界,里面居住了很多种不同的生命,而我们跟这些生命互动的方式,恰恰正是跟现在一样——唯一不同的,是随着我们的注意力分散,我们心智所创造出来的世界也在我们身边溶掉。每一天我们上班,建一块砖墙,却从来没发觉当我们一路砌下去时,砌好的砖头又消失到心智/全知那里去了。我们是依照 Ascendant 的形象和模样创造出来的,因此我们的心智也具备无限创造力,有能力办任何事情。

也许我们太依恋我们的身体、另一个人、甚至一间屋或者一个花园，依恋到拒绝放手。这就是平常的鬼魂的来源——那些还未记起他们的自由，仍然执着过去，离开了肉身的灵。

不过死后最常见的经验，就是很快就回到一个跟我们死亡时的状态最相称的世界。如果我们在今世的思想，比带我们来这里的思想更像天堂的话，那么它将会是一个更像天堂的世界。相同道理，如果我们今世的思想，比创造我们这个身体的思想更黑暗的话，那么它将会是一个比现在更差的世界。我们不需要把目光放在其它星球，去找寻各式各样的天堂和地狱般的命运——就在我们地球上已经比比皆是。地球上可能出现的将来，其数目之多——在我写作时是五十亿以上的灵魂——就显示出，在这个小小星球上面，存在方式的各种可能性，其数目是多么惊人。而单单这银河系已经有二千亿个太阳！而这个宇宙还有最少一万亿个银河系，其中有很多比我们的还要大很多！而谁更能开始猜想在神圣心智的无限领域里面有多少个宇宙？

我听过卡尔．沙根（Carl Sagan）用这个方式来比划我们这个宇宙的大小：在一个沙滩随手抓一把沙子，他说沙粒数目大概相当于我们银河系里星星的数目。地球上每一个沙滩所有沙子合起来的总数，就大概相当于这个已知宇宙里面星星的数目。这远远超越人类的理解力。那么，死后有可能出现的状态的庞大数目，就不足为奇了。

还有一样不足为奇的是，可能性极微的百分比并不等于零。也许只有少数人充份地掌握了地球生命，以致他们可以

否定死亡的必要。不过，就算只是一个小百分比也不等如零，不是吗？

最后的审判

当今活着的人口，相当于有史以来活过的人口总数。有一种对圣经的解读说，每一个有史以来活过的人，今天都在活着。如果这是真的话，为什么会这样？逻辑上，就是让那个所谓「最后的审判」可以发生。这个最后的审判是什么？就地球而言，部份的意思可能是，那些希望留在不朽的身体里面的人，现在就可以这样做了。还有部份的意思是，那些希望要死和相信一定会死的人，也有机会这样做。这个星球正迈向一个永恒不朽的纪元。而我的天父的花园里有很多大宅，为每个世人准备了地方。

永堕地狱这个概念，是人类小我一个特别古怪的信念，在西方，那力量一般被称为撒旦。可幸的是，这个想法里面连丝毫的真理都没有。这是昏睡的人类心智创造出来的古怪幻想。最后的审判跟这些古怪的梦根本毫不相干。神是遍在和永恒的。那么，有什么可能会离开祂呢？没可能。只有我们的信念可以歪曲我们的感知，才会让我们察觉不到这个简单事实。只有我们的信念才会为我们带来痛苦。只有我们的信念才会为我们带来死亡。

我希望和相信很多人会加入 Ishayas 和其它现在活在这个地球的老师的行列，而且会选择留在这里见证这片土地提升到至善至美。何苦选择死亡而后又要重头再来呢？何苦要拒绝琼浆珍馐？何苦不要当下的活水，偏要过去的死水？我们

的人类生命可以充满痛苦而活像地狱，或者洋溢着生命力而活像天堂。我们有自由意志。我祈愿你们所有人都会加入我们；我们可以依照 Ascendant 的形象和模样，携手重新创造这个世界。在这最后一刻，在午夜前最后一下钟声敲响之前，让我们拯救这个星球！让我们成为解决办法的一部份，而别要做问题的一部份。让我们跟创造的上升洪流结合，让我们一起去治疗，而不要各自去破坏。让我们成为一体。让我们一起向上成长，走进喜悦和真理之光里去。

加入我们，让我们拿掉你的痛苦你的悲伤，让我们给你喜悦、平安、健康。你拥有神的全部潜能，就在你里面。我们不要你的钱，我们不要你的货物你的财产，我们不要你任何东西，只想你完全认知你的本来面目。你是 Ascendant 的儿女。这真理并不难领悟；事实上，要明白它比继续否定它要容易无限倍。不过，你必须要踏出第一步；必须要愿意放下你的过去、你对限制和疾病和死亡的信念。你必须要愿意为了前进，在净化、知识和经验之火中接受洗礼。

这重生没有必要是痛苦的。痛苦只因为你尝试抓住旧信念旧概念不放。一旦你愿意放下小我创造出来的虚幻的*一切*，这便会是趟顺利的旅程。只有当你抓住物质财富或信念，才会有痛苦。

别用一种短小狭隘的方式去阅读这本书！同时拥有全个世界和开悟是办得到的。没有人能担保那位弃俗的僧人，会比宝座上面的国王意识更高。事实上，他进化的程度，也许更少。真正的弃俗在是心智里面发生的，但这是否也必须在物理层面上发生，就要视乎执着的根在内里伸展得有多深。如

果根种得浅，那就没有需要放弃什么。如果根种得深，那就算放弃一切也未必有用。

　　有用的，是修习 Ascension。无论它以什么形式进入生命当中，真正 Ascension 的行动能斩断跟物质世界的束缚，斩断那些使人类心智变得粗糙的信念和判断的束缚。真正 Ascension 的行动能解放灵魂，让它直接经验它的自性本质。不论是否经由 Ishayas 所训练的 Ascension 导师正式教授也好，所有导致这事情发生的，都是 Ascension。从小我的限制中解放出来，比任何内在灵性发展系统都要大得多，不管那些系统曾受到多少神圣灵感启发，或者被创造出来的手法有多聪明。

十三．回顾：两种生活方式

爱或恐惧，你选哪一个？

基本上，我们只有两种方式看世界，看我们跟别人的关系，和看我们自己。每个思想、感受或感知，不是基于恐惧，就是基于爱。我们遇见的每个人，体验到的每个情境，拥有的每个情绪，其根源来自爱或恐惧。这道理可以从每个人内在的个别反应，伸延到全球性的现实——战争、政治、经济和各种信念系统。

举例说，把思考基于恐惧的国家会攻打其它国家，或者被人攻打。现在大部份（如果不是全部）的国家都主要是从恐惧中运作。每一年，大量的财富花在战争工具上面——因此，人类正在努力的其它范畴反而蒙受了难以估量的损失。日本和德国在二战战败后，基本上被逼以非暴力运作，却换来了空前的经济增长，并占今日世界市场一大比额。瑞士自1291年与初期各部落在卢森湖走在一起后，便常常跟自己和跟世界和平相处。至今的瑞士人口中，百万富翁的数目平均比任何国家都高。如果我们不是这么好战的种族，我们会比现在富裕多少呢？

然而，那些好战的国家又怎样？难道保护弱小无辜不是我们责任？难道面对纳粹军，而后有共产党，我们不需要迎战、对抗和打败它吗？

这种论证方式，就像单抽出一个片面来断定一件复杂事物的整体一般。想象六个盲人有一个任务，每个人都要张开双手感受一只大象的一小部份，然后形容大象是什么。一个人

只摸到象牙，就宣称大象是矛的别名。一个摸到象尾，他就
知道大象就是绳子。一个人摸象脚，就肯定大象是树木，等
等。根据他们手头上的具体资料，他们每个人的诠释都无懈
可击，可是对整体而言，就大错特错了。

同样道理适用于世界事件。如果你已经切断了病人的手
臂，你当然必须用止血带来帮他止血，免得他流血至死。但
重点是，我们从来没有必要把手臂切断。

希特勒和其它政治狂人，从来不是没有得到民众支持而行
动的。如果他们只是单独行动，那么他们在给其它人麻烦之
前，早就被关进精神病院了。日耳曼语系民众的振频制造了
希特勒。世界各民族的集体欲望或种族意识，创造出必要的
条件，让第二次世界大战发生。自从人类开始打仗以来，每
一个战争例子莫不是如此。

让我和你分享一个 Ishayas 说的故事。

很久以前，有一个美丽的国家，一个富有前所未闻的智慧
与和平的城邦。也许，如果你看得够深的话，你可能会在你
DNA 里面记载的人类集体回忆里，触碰到这个奇妙地方的甜
蜜回忆。从远古而来，最令人神往的神话——亚特兰提斯
Atlantis、尼姆拉 Lemura、巴拉塔 Bharata、撒纳度
Xanadu、凯墨乐 Camelot ——只不过是这个魔幻般的家所剩
下的魅影。单说美丽，不足以形容它；完美的快乐与和平是
那里的常态；人民的喜乐，源于为自己和别人寻求至善。那
是个富裕繁荣的乐土，在历史上，甚至在我们的想象中，没
有能跟它相比的。而简单的真相是，它维持了一段好久好久
的时间。

　　然而，如同一道远雷的回声，一片乌云自我们的人间乐土的天际冉冉上升。另一个民族，远在大地的尽头，嫉妒我们文明的富足和优美，决定要攻打过来。

　　就在此时我们犯了一个基本的错误。我们本来可以教化和协助这些蛮族。这世界够大，我们也有足够的智慧，在我们的光荣之下他们就像是小孩子——可是我们没有这样做，而我们给的反应，好像担心他们真的能够伤害我们一样。我们建了围墙把他们挡在外面，在四面边境都布下重重防卫设置。

　　日子过去，因为我们放弃了自己的力量、我们完美的无损本质，我们的文明就从里面腐化了起来。日子过去，我们竭力要保护的，现在已不值得保留了。日子过去，那些蛮族的力量日渐强大，终于有能力攻破我们的围墙，毁灭了我们。也许现在你记起了这事的过程：我们创造了这次沦陷；我们创造了自己的恶疾；我们创造了自己的死亡。

　　时至今日，这个情形在我们的生活中仍不断发生。有多少时候，我们觉得被人陷害、不良对待和占便宜呢？有多少时候，我们认为自己有理由愤怒呢？有多少时候，我们因受到可怕的侵害而非报复不可呢？有多少时候，我们因为不想再受伤害而必定要保护自己呢？

　　还有另一种生活方式。第一步就是要认识到，我们每一个人创造了自己的世界。我们每一个人都是按一刻接一刻的决定，创造出我们现在的遭遇和将来的命运。这点也许并非是马上就看得明显的。譬如说：要是我一出生便上了可卡因的

瘾，我怎样创造了我的宇宙呢？一出生便上瘾，如此恶梦，哪有什么爱？

这是另一个例子，再次只专注看一小部份，却忽视了个人和 Ascendant 的关系的能量流。从宇宙心智的观点来看，没有惩罚、没有要惩罚的罪行、没有要拯救的罪人，而只有要学习的功课。今日地球上的每一个人，都是宇宙心智在个别地表达的方式。每一个人就像手上的手指。手指岂会是坏和错的呢？如果一只手指滑落而让手被割伤了，其它手指会不会惩罚它？这个想法当然荒谬。然而，当我们想到个别的人类时，我们不知怎的得出一个奇怪的结论，认为我们有些人有权利去判断，批评和谴责其它同活的同胞。

那么，保护别人又怎样？如果有人伤害自己或他人，我们理应要阻止他，不是吗？

这都是看法的问题。用一刻想象一下，人类典型的感知是虚假而有限的。请你想象一下，这有限的感知只是实相的一个极微细的部份，而这有限的感知根本是一个错误。跟我一起伸展你的想象力，容我轻轻地提议，我们是多维度的生物，而我们一般感知到那三个维度，绝对不是故事的全貌。那么，我们对现实的判断——那些被「时－空－因果」所限制的判断——又怎么了？

也许一个比喻有助解释。

想象有一个生命，他的知觉只限制在两个维度之内。要他知道任何三维度的事物的作用，会是多么困难。即使是我手上的笔，对于活在我拍纸簿上的二维度朋友眼中，都像是一

个奇迹。笔的一端，消失于熟悉的二维度现实的边缘，穿越一个不熟悉的维度后，在一个不同的地方重新出现，做着一些古怪、叫人摸不着头脑的动作，然后又消失了。

笔的二维度横切面所能带来的信息，也是聊胜于无；从任何位置所作的横切面，都是无实际意义的。就算把所有横切面拼起一幅地图来，要明白这枝笔是什么东西也是不可能办到的。二维度的生命看到这枝笔不断地示现这么多奇迹，也许就当它是神了。或者他们会认为它是撒旦，尤其是，假如在他们眼中，笔的墨水放错了地方。然而，他们永远不会像我们一样了解这枝笔。

这里想带出的是，假如我们人类，事实上并非受限于我们感官所显示的三维度现实，那么我们用来判断有罪和无罪的理性定律——从一个更高的维度看——也*必然*是错误的。在大人眼中，要解决小朋友心目中的忧虑是轻而易举的事。一个男孩心爱的玩具货车轮子掉了，哭得呼天抢地。爸爸眼见那只是个玩具，深深感到同情，也许对儿子的小题大做轻笑一下——不过如果掉轮子是*他的*货车，那爸爸会怎样反应呢？

一个罪犯被他的同侪判罪，认为他值得要坐牢甚至该被判死刑；可是从一个更高维度的观点来看，罪犯只不过是一个不朽生命的能量流，在回家之路上须经的成长过程中，演绎出所有的可能性罢了。一棵树的根必需漫延深广，才能创造出稳健的根基，支持一个强大而旺盛的生存架构。

　　一个生命体也许纯粹是为了学习谦卑或慈悲，或者要克制自以为是，或者有时为了协助一些被我们文化信念系统所束缚的同胞，而选择活出多数人眼中堕落或有罪的生活。

　　我当然不是说犯罪没有问题。伤害自己或别人的行为没有恒久的价值。我只是说，当我们发觉自己谴责或判断别人的时候——不管在我们眼中那判断是大是小——那么我们便是用有限的目光看事情，没有了解整体的大图画。这是时常都是真的。我们的宇宙，要不就是完美无瑕，每个分子都洋溢着爱和 Ascendant 心智的全知智慧；要不就是有缺憾，不完美，充满着痛苦、悲伤、苦难、错误、死亡。

　　把这基本的二分法说得这样直截了当，可能使人感到惊讶。多数人倾向相信，虽然生命中有不少美好的地方，可是邪恶的也不少，我们个人的生命和世界整体都有不少不妥的地方。罪恶、疾病、战争、死亡——这些都是地球生命无可否认的事实。或许在其它地方或其它时间中，这些现实并不存在；不过，这些强烈的邪恶——或者至少是痛苦和伤心——的事实，没有人会否定说它们不是当今世界的一部份。不管你喜不喜欢，这些问题都是一个黑暗而强大的心智横行我们世间的持久印记。再不然，如果这大量的证据，都无法确实地证明有一个有意识但邪恶的心智的话，那起码也证实了，我们正活在一个受自然律时而养化滋长，又时而破坏的宇宙中——也许这样，整体生命才能够继续进步，也许纯粹是因为自然律的运作是无意识的，顾不了个体是否受它的运作所影响。

　　我希望你正在用强烈的情感投入这个探索。如果你没有，也许你会想试试唤起一些怨恨、痛苦或忿怒的回忆。也许你会想用一点时间回顾世上过去和现在所有的可怕错误。或者花一点时间回想起你自己或你一位亲友经历过的可怕错误和不公义对待。想一下一个心爱的人的夭折，或者另外一个你关心的人，患上的可怕疾病受尽折磨。花一点时间深思一下，我们人类，甚至动植物，被逼在这片土地上经历痛苦与折磨，那位容许这一切发生的神必定是多么残忍不公。这些没有伤透你的心吗？不会令你想怒骂这样一个漠不关心的神吗？你不是有时也会对这冷淡的空洞去哭诉你的沮丧吗？这些事情怎么会发生？神为什么要创造出这样一个可怕的地方！

　　如果你为自己或世界此时此地的生命感受到多少沮丧，那么我们或许可以依循这个方向，开始有所进步。我们想要做的，就是辨认出黑暗的感受，才可以从束缚中得释放。你在对付敌人之前，首先须要看得见他！

　　这里有另外一个 Ishayas 喜欢说的故事，它在好几个古老文化中都有记载：

　　有一天，神决定走来地球，看看祂的子女日子过得怎样。祂没有刻意地隐藏自己的形迹，反而公然示现人身四处走动。有些人当下就认出祂来，怀着爱跟祂打招呼，然而很多人明明知道祂的身份却不理祂，还有几个人甚至尝试杀死祂。

　　之后，所有牵涉在内的人的肉身都死了，其中一个当神来访地球时爱过神的人惊讶地发现，那些憎恨神以人身出现的

人，和尝试杀神的人，居然统统都在天堂，跟那些爱神的人在一起。

「这是怎么回事？」他问道，对眼前的事难以置信。「爱不是比恨好吗？」

「毫无疑问，」神答道，面带微笑。「可是我宁愿世人憎恨我，也比不理我好！」

憎恨起码也是能量的流动。感受你的忿怒、你的绝望、你的沮丧，总比锁在心里某处好得多。人类的灵魂是个非常有弹性的工具。如果我们在这边把某些东西压下去，它会在那边冒出来，就像那种深受小朋友喜爱的玩具一般。他们用槌子把色棒敲下去，这边一个被敲下，那边一个又冒出来，小孩看着就乐透了。我们把一些认为是不好的感受或特质压了下去，立即就有比原来多半打的在我们生命中爆发出来，填补那真空。到最后我们终于勉强地控制住酒精或吸毒问题，却发现我们每天要抽三包骆驼香烟。或者我们终于戒掉了三十年长的烟瘾，却气馁地发现重了一百磅。

压抑会改变和扭曲我们的思想、感受和行为。诚实面对和释放，则让我们免受将来的苦。人类的心智不喜欢被压迫。

再来一个 Ishayas 说的故事：

从前，一个城邦的国王饱受猴群的滋扰。猴子数目很多，四处给人麻烦，弄得国民什么生意都做不成；农作物常常被吃掉，商人的货物常常被偷去；艺术家的作品又经常被糟蹋。国王急切想解决问题，不惜动用全国资源，誓要把猴子赶尽杀绝。可是每杀一只，就好像多了两只由森林里跑来一

——弄出了一个真空，猴子不断来填补。没希望了；国库掏空了，国王在穷困和愁苦中死去。

他的长子把一切看在眼里，也感气馁。当他继承父位，他决定看看除了杀戮之外，是否有其它办法可以使这些猴子帮助这个国家。他第一个行动就是取悦猴子——开垦了满山遍野的香蕉园和大蕉园。令人惊奇的事便发生了——猴子们忙于享受水果大餐，都没有空骚扰国民。之后，当邻国来犯，猴子还为了保卫自己地盘，奋勇抗敌。

尝试用压抑去减弱思想和感受，就好像杀猴子。容许心智表达感受和思想，就好像喂猴子。两种技巧哪个熟优熟劣，不是很明显吗？

当我们把沮丧忿怒这些感受埋藏心里，就很自然地，少不免把这世界看成是一个可怕的地方。于是，我们觉得自己是受害者，便扮演起这角色来。我们深信这是个不友善而严苛的世界，也许因而断定，为要保自己安全而不受别人攻击伤害，唯一方法就是先发制人。再不然，我们也许变得郁闷而动辄发怒，或者把沮丧、忿怒、绝望都往心内藏，直至损害了健康。高血压的原因并不是吃得太咸或抽烟太多，而是源于心智的状态。我们相信这是个邪恶或者至少是冷酷无情的世界，而紧随这信念而来的，是心脏病，癌症，和一堆别的疾病。

我们需要认清敌人。敌人并不是「在外面」某处；敌人不是身外的事物、不是病菌、不是致癌物质，不是恶疾；敌人不是时间；敌人不是资源匮乏；敌人不是任何外面的东西。

敌人常伴我们左右：敌人是我们自己对世界和我们个人生命本质的信念和判断。

这一个事实，如果好好理解，可以为我们带来很大希望。如果我们的生命是基于我们的信念的话，那么我们就可以改变我们的信念架构。当我们改变我们的信念，我们的感知和行为也必然会接着改变。

问题是，要改变我们的信念，并不是单纯地决定说它对我没用就行得通的。反而，信念跟我们密切得要黏附着我们，改变信念要比换车换房子还要难。当我们发觉车子走得不太顺，要修理又花钱时，那么把它卖了换一部新的通常是一个比较容易的做法。当房子再不适合居住，这星球上的房子还多的是。可是，我们的信念在内里深处静静地运行着；在我们还未察觉，自己是如何持续地决定去观看和经验世界之前，就已经在影响着我们的每个思想和行为了。那么，怎样才可以改变信念呢？

新经验

一般来说，当我们有新经验时，信念就会改变了。怎样才会有新经验？第一步是稍为质疑一下我们僵硬的信念系统。条件配合的话，星星之火就可以燎原。那一点用来烧毁我们的旧信念系统和转变我们生命的火花，就是内心深处那最微弱的感觉——也许我们对生命和宇宙曾思想过和曾相信过的一切，都是错的。假如我们可以活出更多的生命，比我们现今能感知到的和了解的还要多呢？假如——只是假如——这些年来，我们所听从的那些人，他们所知道的其实几近于无

呢？假如我们的潜在实相，事实上比我们梦想中还要远远丰富和美好呢？假如是又怎样？

即使只是这样一个协助我们通往更扩展的理解层面，静悄悄和微弱的开端，我们的生命都会开始改变，还会越来越快。书架上的书开始朝我们跳出来。一些跟我们从前认识的人迥然不同的新识，就像变魔法一般，开始在我们的世界出现，跟我们做朋友，教导我们。当新的生命在里面成长起来时，我们的旧世界就开始剥落，越来越快。

更深的知识和不断扩展的经验，如今都走上前来协助我们。现在就已有一些系统化、机械式和全然不费力的技巧存在，可以提升我们的意识，让我们对宇宙心智更完全更彻底地敞开。

我们所属的 Ishaya 传统就是教导一系列这样的技巧。这些技巧不是唯一有效的技巧，不过它们效果绝佳，而且快速地带来个人经验的彻底转化。我们叫这个过程做 Ascension；它是一个有专人指导，按步就班的程序，让练习者提升到能完全体会到宇宙心智。这练习就任何角度而言，都不困难；通常我们每日练习 Ascension 两到三次，每次几分钟。

基础课程以预约方式，在周末或者平日夜间举行。这些课程的效果是实时、明显，而且深刻的。

我们也提供进阶的 Ascension 课程；为期一般由一个星期到六个月不等。这些课程能扩展和稳定学员用来经验和运用 Ascendant 的能力。每年我们都会举办六个月的住宿课

程，训练学员成为 Ascension 的导师。这个世界迫切需要一套知识，教人不费劲地提升和超越自我摧毁的信念与判断，以及体验个体生命的完整潜能；世界各地现在都需要完全开悟的 Ascension 导师。

修习 Ascension 没有任何条件——你不需要改变你的信念，你不需要改变你的生活方式，你不需要改变你的习惯。也许你属于那种上完第一个课程就不再参加其它课程的人：静静地享受着深层休息、逐渐改善的健康，和意识扩展所带来的好处。这很好——我们不会给你压力要你参加其它的课程，甚至不会要你持续定时练习。我们只是单纯地建议你来，试上一个基础课程；假如你想到此为止，那也无妨。不过如果你想更深入追求，选择也是有的。

我们毫无保留地向每一个人推荐这知识；根据我们的经验，每一个人都能够从 Ascension 得到好处。当你修习 Ascension 而开始有自己的经验，知识就会逐渐向你展现。每一个课程所教授的技巧都比较之前课程教授的更进阶。随着个人压力程度的减低和意识经验的扩展，每上一个课程，进步的速度都会越来越快。

即使这是实情，起初第一个课程教授的第一个技巧已经足以让任何人开悟，不管练习者有多少压力，有多抑郁或悲观也好。进阶技巧会加速进步，却非必须。任何人只要愿意定时练习 Ascension 技巧，第一个课程就已经足够把 Ascendant 的光完全带到他那有意识的觉知里去。

之所以如此，是因为 Ascendant 就是普世性的。它在每个人和每样事物里面和外面一样可以被找到。正因如此，有

两件事叫人感到意外：第一，为什么 Ascendant 的无限光辉不是每个人的共同经验？第二，为什么需要用任何技巧来经验它呢？

第一个问题的答案是习惯。我们习惯把感官向外投放。每当我们打开眼睛看，每当我们触摸，聆听或感觉时，这些都是心智「纵向的」向外动作。这是婴孩为了跟环境互动，需要学习的第一课。那些未能养成（或保持）心智这向外运动的人，会沦于精神病房。我们也有习惯用「横向的」方向思考——就是说，我们对事物*作出*思考，我们思索现实的本质，我们发白日梦，我们在心智的表层游动，思索着生命。学校的其中一个教学目的，便是帮助心智向这个横向的角度发展。

这两种心智的运作方向，都被视为正常、普遍、例行、完全自然。可是我们常常相信，剩下来的方向——「纵向」往内——是相当困难甚至不可能办到的，还一定得有相当的能力来集中或控制心智。

我们很少让自己的感知或思想纵向内展，去追寻更抽象或普世性的认识层次。然而这怎么可能是困难的呢？高峰经验频繁地发生，就指出了要发展心智并不困难。历来世上各地都有人亲尝过较高的意识状态；他们的经验在最意想不到的地方和时间发生：在放满杂物的书桌前、凝望着一月的星空时、于海滩上、于临盆时；这些例子列举不尽，涵盖之广就像人类民族本身一样。

要开始迈向更高的意识状态，唯一需要做的，就是着手重新训练心智纵向地内展。

为什么需要使用技巧才能去掉脑袋的旧坑纹，换上新的、纵向内展的习惯模式呢？这就好像说话的艺术。我们学习运用呼吸、声带、舌头和口，配合起来就能够跟其它类似的生命作有意义的沟通，这是自然就学会的。我们把这当成是理所当然的事，然而，我们仍必须学习如何做这件事。其它国家的小朋友说得一口流利的外语，然而大人就算苦练也不及小孩说得好，这使我们大部份人都感到惊讶。说话并不难，但是我们总得学习。走路和任何其它技能，都是相同的道理。理所当然地，这些活动大致上都是自然的；同样理所当然的是，我们总得去学习怎样做。

心智是一个奇妙而复杂的机械，受训练之后能办的事情数目，多得使人瞠目。正因如此，它可以被训练纵向地内展。Ascension 的技巧能办得到这件事。

心智可以轻易地被教晓怎样经验 Ascendant。必需要某种技巧才可以经验 Ascendant 这说法，并非十分正确。在世界历史上，朝着 Ascendant 方向的内展（即使只是短暂的也好）而引起的突发经验或欣喜若狂的例子，多得不计其数。就算只是短暂地经验到内在的光、完美的和平、无限的喜悦和真知，经历者的生命也往往因此而永久被改变。很多伟大的信念系统的生起，往往就是在感知被改变的那一瞬间，被创造出来或被采纳了。

这类经验能够自发地发生，而且的确有发生过，就证明它是完全自然的。几乎每一个人的生命中，都曾在某一刻至少浅尝过较高的意识状态，证明了这是普世的经验。我们几乎所有人，都至少曾有过超越了相对生命的面纱，往外一瞥的

经验。我够胆断言，每个人都有过这样的经验，只是有些人选择忘记它，或者误解它。每个人记不起来的原因也许各有不同，但是最常见的是基于恐惧。

当我还年轻，十多岁的时候，有时我会在厨房里挑灯夜读——那是家里最暖和的房间，而且在家人全都入睡之后特别宁静——我不时感觉到一股较高的意识上门来找我。我的课本摊得一桌子都是，而我时常都要逼自己看书或者写功课，因为我感觉到就在厨房外面，有一股强大的临在想进来，想我认出它——为什么？我可不知道，我只知道那经验实在吓人。那力量巨大，令人生畏且强而有力——它想我察觉它。它是魔鬼吗？它是只鬼魂吗？也许是我老爸从坟墓走回来？还是个恶魔？

几年之后，我才知道我害怕的是自己的大我，它尝试打开我心智里面紧锁的大门。我相信这是常见的经验；我相信好多人被类似的经验吓怕了，怕到要把心智关门，埋头于极狭窄而僵硬的界线中。现代生命的一个悲剧，是那么多人成功地办到了这件事。如果这些人（事实上他们是颇进化的）能够放下他们对自己的完美成长的恐惧的话，这世界会健康得多。那么，他们便会开始成为解决办法的一部份，而不是问题的一部份。

高峰经验是人类共有的，它是意识的自然波动。然而，对大部份人来说，要把它变成有规律、可以重复、永久性和全时间常存的现实，要把这些经验成为我们都欢迎、都接纳、都喜欢的现实，先有两个条件需要被满足。第一，要明白这是什么一回事。我们没有几个人，会愿意接待一个我们一无

所知的陌生人到自己家里。什么是较高意识的经验？为什么它会发生？它有什么价值？如果我们都掌握到这些问题的答案，要推开本来上了闩的大门就不会困难了；较高意识的经验在那拦着它的堤坝崩塌之后，就会像江水滚滚而来。

稳定较高意识的第二个条件，就是一个实际的方法，用来有系统地训练心智来经验内在之光，这是大部份人都需要做的。

这样一个技巧，必须具备什么性质呢？首先，最理想的是它不牵涉我们的信念系统。假如较高意识的经验确实是普世性的，那么任何宗教、政治和经济背景的人都应该能够经验它。再则，它不应该复杂到只有智力超人的人才能运用。也不应该要求超脱的献身，否则只有那些非比寻常的高贵心灵才能够刺穿他们的无知去接触神的心。这个时代的普遍需要是：人人都有机会体验到这些经验。任何人都应该能够练习这些技巧，和获得所想的成果。

还有一个不牵涉我们信念系统的极重要的理由，那就是，把我们的生命经验维持在目前的样子的，正正就是我们的信念系统——我们对于生命本质的习惯和判断。为要打破过去的模式，我们必须要引入新的因素。那个「啊哈」的经验来自看法的转变，那是未曾预期的、戏剧化和彻底的；毫无先兆，旧习惯模式松开了，一片新天地显露了出来。这是突然、彻底而奇妙的经验。

Ascension 技巧完全符合这些条件，Ascension 技巧是系统化，是容易明白和练习的。它们不涉及信念或生活方式的改变。它们不牵涉信念！而且这些技巧神奇而有效地消除压

力，就是这些压力妨碍了我们对内在实相的感知。定时练习 Ascension，借着个人和直接的经验，带来生命的多重改变。

　　我们邀请你参加一个基础课程来亲身体验。定时地练习第一个技巧一个月左右，看看有什么事情发生在你身上。很多人报告说，练习了 Ascension 之后，生命的每一方面都有奇妙的成长和改善。试试看，你又有什么损失？

十四 . Ascension 的科学

在这练习中，没有努力是白费的。

这是个恐惧的年代。我们怕其它国家，怕其它人类，怕自己。我们很少觉得安全——无论我们实际生活上做多少功夫，也增加不了安全感。多买一套门闩和门锁，对保护我们免受邻居侵犯，并没有太大用处；多制造一套更先进的武器系统，并不能完全巩固边防，让我们可以高枕无忧。我们对自己的无敌并没有坚定的信心，只好带着怀疑转向外在世界，却仍然希望——即使违反了所有逻辑和过去经验也好——我们会安安全全。

安全的本质是什么？要怎样做才能够真正无惧呢？平安是怎样运作的？

Ascension 的科学原理，涉及一个系统化的反学习过程。自出生以来，我们都根据自己的直接经验，建构起某些信念。如果我们被炉头烫伤过，我们很快就学会相信火能够使我们受伤。对于我们身体能够安全承受的温度范围，我们建构起了一些信念；对于身体的性质，和它会怎样受到伤害，我们也培养了其它信念。

要维持我们的日常生活，其中一些信念明显是有用的。记得怎样开车是有用的，这样我们便不用每次开车之前坐在驾驶座上重读一遍驾驶手册。每次回家都记得哪一所是自己的房子，这是有用的，我们不用问邻居。一眼就认得出自己的孩子，这也是有用的。

不过，同样真实的是，有其它信念是自我摧毁性和反效果的。如果我们相信自己是失败者，我们就会一直把这类经验吸引到自己身上。如果我们相信生命好苦，自己没人爱甚至不值得人爱，相信自己不快乐、没有价值，那么我们还会经历一个容易、轻松而又充满爱和喜悦的生命吗？只有借着改变深层的信念网络，我们才有希望——起码在理智上！——经验自己喜欢的将来。

刻意地尝试还原、改变和去掉旧信念模式是十分难办到的。若以传统的方法，以分析来找出任何反常行为模式的主因，由此去改变即使只是一个自我概念，这是十分难办到的；这一点，任何心理分析师都能作证。借着有意识地选择去改写我们的人格，似乎是一件既庞大而又非常使人沮丧的任务，甚至没可能办到。对我们大部份人而言，这件事大概是根本办不到的。

在美国，精神病患者的高比率，包括已住院和未住院的，都充份证明现代社会不是一个健康的居所。这事实也显示了，我们的精神科医生干他们的本行干得并不成功。肆虐现代世界的生理疾病也一样。古时候的中国，每一位大夫都要依法在诊所外面挂一个公告牌，列明在那一年内，他医治的病人中有多少人不治。只有那些成功的医者，才有资格继续执业。

我们一直尝试铲除生理和精神失衡的问题根源，虚耗了大量心力，成果却微乎其微。医生、顾问和病人仍然依循这条路走，只不过是因为没有其它更好而又普及的方法可选。

　　然而，要容易而不费力地改变深深植根的信念模式，是有可能办到的。方法就是引入一些新的种子思想。这些种子思想具备独特和无价的特质，可以有系统而不费力地扩展个人心智的意识界线。每一个种子思想，都能够还原那些阻止着我们的生命健康和谐地开展的旧信念模式。每一个种子思想，如练习正确，都会促使整个人格范围跟宇宙最基本的力量相应。任何个人正确练习一段足够长的时间后，都会不费力而有系统地超越过去限制性的信念和习惯模式，而且神经系统会以一个崭新而更有益的方式运作。

　　Ascension 的科学原理，是利用一个有系统而按部就班的方式锻炼心智。「Ascension」的意思是升高和跨越。个人练习 Ascension 时，就跨越了他过去的有意识觉察状态，开始经验那隐藏在内，对实相更高层次的欣赏。

　　这样的结果，是创造了一个再没有问题的生活境界。「没有问题」并不等如没有挑战：生命不会变得平淡无味或被动；没有问题的意思是：内在的安定大过生命的任何挑战；内在可用的创造力大过任何问题。我们一旦培养出这个状态后，任何难题就有可能亦得以用最简单、最优雅而最有益处的方式来面对和解决掉。Ascension 的运作相当简单。你只需要学习怎样聆听：聆听我们宇宙里面的人，聆听我们的世界、我们的身体、我们的心智、我们的心。每一日的每一刻都会有声音告诉我们一切所需知的，让我们活在完全自由、和谐和喜悦之中。

　　基于恐惧，我们时常选择充耳不闻。由限制和善恶而来的判断，把我们禁锢在伤痛与苦难的狭小生命里。要自由，我

们需要承认自己过去到现在一直都没有让自己聆听。或许这过程会痛苦，但却不是非这样不可。

四个 ASCENSION ATTITUDES

有四个基本情绪或者 Ascension Attitudes 能导致 Ascension：赞美、感恩、爱和直接认知。这四个基本 Ascension Attitudes 有成千上万个具体应用。举例说，对于任何人事的爱的感觉，不管程度大或小也好，都会有助提升个人生命的振频、扩展心智的意识能力、改善身体健康、降低生命的界限。当你回想起任何一次真心投入的恋爱，你大概会记得，要专注于对方的美善和忽略心爱的人一些明显的表面小瑕疵，是多么容易办到的一件事。这就是意识扩展的一例；可是一般来说，要永久地转化生命，这些情况还是持续性不足，或未够威力。

就算借着重复和定时的祈祷来 Ascend——这是 Ascension 中「直接认知 Ascension Attitude」的一种形式，通常也未能终极地转化生命。理由未必是祈祷者缺乏委身的精神或坚毅之心。普遍失败的原因通常有三个。第一是花在祈祷的时间有限。举例说，如果一天花一小时来提升振动频率，可是其它二十三小时却待在同一个精神水平上，甚至走回头路，那么，这些努力会失败又有什么奇怪？就算整个小时都是一心不二地专注提升，剩下的二十三小时的专注力却摆放了别处。如果二十四个思想中，一个是向上的，而其它二十三个是水平或向下的话，那么，生命没有快速改善会令你感到意外吗？

　　第二个失败原因通常源于互相抵触的愿望。一部份人格也许真诚地想要解决一个问题，可是另外一个部份，或许甚至暗地里，却在唱反调。举例，也许一个祈祷的目的是奇迹性的康复，可是万一这样的奇迹真的发生，人格的其余部份或许会被吓怕了。或者它觉得自己不配得这般的恩赐。（「神怎么会浪费一个奇迹在我这种人身上？」）在这个愿望互相抵触的状态下，来自大自然的最普遍反应就是没有清晰的答案。

　　第三个失败的原因，就是祈祷内容通常是基本上没效的，这当中可以有大量不同的形式。在四个主要的Ascension Attitudes 的数千个可能的应用方式当中，出人意外地只有小部份是效果绝佳，或者是应用于普世的。根据 Ishayas 的经验，其中大约有一百零八个技巧是对每个人都最好的；一百零八个技巧里面，我们通常教授的只有二十七个，因为这二十七个最具威力、易用，而且助我们最直接地和快捷地达到目标。Ishayas 的 Ascension 导师用一个有系统而可以核实成效的方式教授这二十七个技巧，个别学员一边练习和进步，一边接受技巧的进一步指导。用这个方式获取的实质成果，成为学员持续练习的最大助力。

　　二十七个Ascension Attitudes 中，每一个都具有实时回馈的性质——就是说，练习效果实时可见。理由是二十七个技巧中，每一个都具有超凡和独特的特质，让心智自动地继续 Ascend 到更高层次的经验和理解里。

　　如此的话，即使只用二十七个Ascension Attitudes 中的第一个技巧，它本身已经足够完全地解放任何一个人。然

而，在工具箱中多备几件工具的好处，是由于心智有时会耍把戏，减慢了自己的进步。心智这样做主要是因为过去的愿望和信念，以为生命必然是（也应该是）困难和/或痛苦的。拥有多一个Ascension Attitude 就好像买保险一样。如果古老习惯扎根太深（观乎现代世界上多数人，的确如此）的话，就需要有更多 Ascension 的角度。

　　根据经验，我们极度怀疑有谁能长期抗拒这一小撮只有二十七个 Ascension Attitudes 的威力。这是事实，因为二十七个之中的每一个，都具有引领心智进入更高的经验率和理解率；与此同时，二十七个之中的每一个都会协助心智解除所有错误信念、恐惧和幻想。二十七个之中的每一个都会擦去心智的旧污垢，同时写上新的剧本。面对清晰而威力强大的新经验，旧有内在程序挨不了多久。

　　Ascension Attitudes 不涉及宗教信仰；更确切地说，它不涉及任何的信念。这些技巧是普世性的，并不违反任何教条或者已有的信仰。基督徒、回教徒、印度教徒、佛教徒、犹太教徒、不可知论者、无神论者，全部人都可以同样地好好修习 Ascension。不管个人当前的位置在哪里，这些技巧深入普世性的人类状态而激发 Ascension。

ASCENSION 的三个品质

　　每一个 Ascension Attitude 都有三个方面。首先，一个把经验者驱进内心的情绪部份——赞美、感恩、爱和直接认知。第二个部份是跟 Ascendant 的直接联结，把有意识的心智跟内在无限的根源结合。每个 Ascension Attitude 的第三

个部份，是一个精神焦点，摆放在个体生命当中一个压力根源上，使生命可以活得更完满。

要明白上述有关 Ascension Attitudes 的描述，比实际修习 Ascension 困难得多。实际上，没有经验过 Ascension 而又要明白它的运作，是不甚可能办到的。

Ascension Attitudes 的三重结构，导致我们人格的三个主要方面——我们的心，我们的心智，我们的身体——朝着成长的方向前进。这个过程，把我们从那些深层的判断和信念所引起的恐惧和限制中，得到纾解或释放。不过，这不单纯是一个用以清除精神上、灵性上和情绪上积存废物的内省过程；这个过程主要让我们能毫不费劲地发现不断扩展的意识状态。

Ascension Attitude 之所以叫做 Attitude，是因为一个态度是一个看世界的方式。它们不叫做 Ascension 信念，因为根本没有需要相信那些 Ascension Attitudes，来让它们运作。我们不用相信，一颗埋在泥土里的红萝卜种子，经细心照料后会长出红萝卜。信念是不需要的。信念是一个强大力量，可以很有用，也可以做成破坏，视乎怎么用它。不过，要改变我们生命的性质，信念是不需要的。红萝卜种子长出红萝卜。Ascension Attitudes 的种子思想，生长出一个看生命和活出生命的新方式。

当我们使用 Ascension Attitudes 时，我们可以毫不费力地超越过去的生活经验，进入一个没有问题存在的状态。这是透过把我们有限的个体性和宇宙的普遍性联结起来而达成的。这个基本的创造的真理可以叫任何名字。有人称祂为

爱，有人称祂为生命，有人称祂为善。有人称祂为自然。有人称祂为宇宙心智。有人称祂为母亲。有人称祂为圣灵。有人称祂为真理。有人称祂为力量。有人称祂为美。有人称祂为大我。有人称祂为神，有人称祂为根源。我们称祂为Ascendant。名称其实是绝对不重要的。最重要的是停止妨碍我们对这实相层面的感知。

我们不需要「打开一条路」来通向这根源，通向宇宙心智，通向 Ascendant；我们全都早已连结上了。过去一直都是，将来一直都会。是自我毁灭性的信念和行为模式，阻止着我们有意识地觉察对 Ascendant 的经验；所以清除那些模式就是我们需要做的。一旦那些障碍被移走、溶去、转化，我们就能够发挥自己的天赋权利——我们跟无限心智的连结。管道早就存在了。我们需要做的，是清除那些管道里面，自己创造出来的障碍物，让水可以畅通地流动。没用太久，它生锈了；毕生习惯了的否定和恐惧所积存下来的废物，阻塞了它。不过，那金属还是完好无缺；我们可以不用太费力就能洗净它，然后珍贵的生命之水便会再次流起来，转化我们生命的一切。

Ascension Attitudes 是设计用来清除过去信念和行为模式；限制去除了，就可以回复精神和生理的完整运作。借着在一个深层和精炼的思考层次上，不费劲地引入这些种子思想，整个心智网络的结构都会渐渐优雅地转化，反映实相。

这里说的实相，并不等如混杂着苦难的生命现实，这种今日世界大部份人的共同经验。实相的意思是活在喜悦中的生命，每一刻都充充满满地被经验着；每一个机会都被发掘出

丰富的进步机会、创造力和爱。Ascension 创造出一个意识的上升螺旋；在直接经验实相的坚实基础之上，建立了一个新的觉知架构。

Ascension 技巧是现代世界的无价之宝。假如没有这个深远的新教导所带来的力量，生命的急速节奏就实在是快得我们承受不了。借着引入内在平安、深层休息和安稳的新经验，这些技巧革洗了生命的每一方面。

Ascension 的练习容易至极，而且能快速地把任何人从压力中解放出来，并打开生命的大门，让我们迎接最高的创造力、享受、健康和成功。

生命之初，我们都是纯真而富才华的。我们花了好多年时间，用自毁性的信念和习惯蒙蔽了心智。不过，要扭转这个情形，回复到当下一刻生命的自由和力量，是可以轻易办到的。忧虑和恐惧并不自然，都是我们从后天学习回来，再由我们对生命的信念和判断维系着的。

要解除文化的制约和过去的催眠并不困难。一个实时成果，就是生命变得更易活，更享受。从压力中解放出来的意思，是每一刻都活得淋漓尽致。当我们不再做过去的受害者时，每一天都是新的一天，充满着美好的可能性。

若望宗徒在基督纪元的第一世纪创立了 Ascension 这古老教诲，而 Ascension 的大师就是在当今世代这教诲的代表。Ascension 当中没有一样是新发明的东西，由合资格的 Ascension 导师所教授的每一个压力管理和默观技巧都已被修习了数千年，亦已被证实对所有人都是普世性地真实的。

后记：生命之诗

有几世，我致力创造出宗教、哲学、文明。我很用功，我的成果又漂亮、又复杂、又值得信赖；我的工夫引导了并保护了上百万人的生命。

另外有几世，我领悟到任何组织结构，无论多复杂，真实和优美，都不能包含生命的一切。因此，眼见任何和每一个有组织地探求知识的方法之中，明显有局限和失败之处，我就出力摧毁了这一切。每当我这样做，通常都没有好下场。例如，在西班牙宗教法庭，我因为反对教会，在火刑柱上被烧死。还有在秘鲁，我因为抵抗西班牙来的征服者，双手双脚都被斩了。

审判和迫害的恐怖，都是我自己的创造，与人无尤。过去我的目的，常常都是强迫别人跟随我的信念。不过我学懂了，强迫别人达到和平，并不是答案。

我有一个开悟的朋友，她曾有一个关于我的灵观，那是1972年春天的意大利。一个风和日丽的春天，我们正驾车到罗马。突然间，她转过身来望着我，双眼很有穿透力，说她刚刚见到我从一个城堡走出来，城堡虽然完好无缺，却死气沉沉的、杳无人迹，位置就在西海的中间。她说她看见我一个人站在岸边，回头看那荒废了的遗迹，眼里透露着忧伤。岸边弥漫着一股充满生机的味道；她说神的母亲也在那里，引导着我，保护着我；那股芳香便是从她散发出来。

我当时没有了解她，觉得自己需要留在自己信念堡垒的保护墙里面。我害怕这堡垒外的混乱——要是我离开了这通往

Ascendant、通往神的信念系统，离开了保护我的角塔、柱廊
和城垛，那么我就会脱离了绝对，脱离了神，沦为黑暗又真
实得可怕的邪恶力量的受害者，沦为恐惧跟憎恨这对孪生魔
鬼的猎物。在我眼中有件事很明显，就是好多人，也许所有
人，如果没有依附一个教诲——即一个知识和信念的有组织
体系，藉此通往神的心——的话，大部份或全部人要是不在
这些坚固堡垒里面，便逃不了外面世界的陷阱和罗网。那些
没有任何更高抱负的人，常会在龌龊的恶习中虚度生命。
（可是，这已经是他们为了经验爱而尽的最大努力，我记得
史坦贝克 *Steinbeck* 的《伊甸园之东 *East of Eden*》中，观
察到这一点。）

我不满意自己的堡垒，可是我又为此自责。我感觉好像被
困了好多年——不愿意，也没能力切断跟堡垒这个伟大乳头
的联系，怕离开这片辽阔、安全的领土，面对外面的世界。
我在这些厚墙里面缩成一团，害怕受到伤害。

认为自己有可能受到伤害，是人类的一个共同信念，但这
信念并不是真实的。身体或许会受损。人类身体、各种知识
体、组织体、建筑体——这些全部都会受害或失灵。然而，
失灵的是什么？受害的又是什么？凡是真正的和真实的都不
会，亦永不可能受到伤害，甚至连稍为被消减也不会。人类
心智是不是持续地察觉到真理，则是另一回事。可是真理一
直都会存在，如同闪闪生辉的宝石，超越时空的限制。

这样挣扎了几年后，大自然便密谋要摧毁我的堡垒。短短
三个月时间，我妻离子散，家没了，工作没了，身份没了，
财富没了，什么都没了。茫茫然，我孤身一人漂泊世间，却

又无比幸运，给我遇上一个鲜少行走世间的 Ishaya。原来，他此行是要找一个人，那个人就是我。

跟死亡的擦身疗愈了我。我的可怕逆境带领我走向荣耀。那位 Ishayas 跟我分享了 Ascension 的教诲。一份我怎样都不应得的礼物，却无条件地给了我。正当我眼里只有绝望和堕落的时候，生命向我打开了。

有一次，我和 Ishayas 在喜玛拉雅山一起 Ascend 的时候，我曾有一次灵观——世上所有庄严美丽的城堡一个个变成战场、孤立无援，被无意识的混乱如黑暗怒海般包围着。城堡里面只剩下寥寥几人，尽努力扩展 Ascendant 的知识，为世界带来更多真理、美善。其它人在外围的黑暗里，出力要摧毁里面的创造，有些人怀着蓄意的邪恶企图，可是多半还是冷淡、无知、漠不关心的人。

「主，为什么？」我想。「为什么容许这场可怕的战争？」

布尼次随即走进我的房间，在我前面坐了下来，身向前倾而在我胸口轻拍。我的心智扩展了；我明白了我这个古老的信念，使我和宇宙的最大部份脱了节。举例说，世上全部内战都是藏身在这个外围混乱里面。非洲的饥荒和疾病也是。我们文明里腐败荒乱的城市也是。

「这些不幸的人全部都会被打入地狱吗？」布尼次轻声问道。我会意了；好多正统教派主义的教条都是这么主张的。如果你不是正统的基督徒或正统的回教徒或正统的新纪元人士，你一定会遭受永恒的天谴。那么，在那个特定宗教出现

前已经出生的人又怎样呢？呃，他们一定本身已经在地狱里面了。

很多人用行动来响应他们的恐惧，把他们的城墙越建越厚——他们对信念系统的领袖言听计从，几乎照单全收，更深入地钻研目前所住的城堡底下的哲理支柱——他们可要付出可怕的代价，因为城堡的每一边，真实得可怕的黑暗、混乱和绝望，像邪恶的海浪不断拍击着城堡的每一面墙，越来越狠。

然后我明白到，我的所见所闻都遭到扭曲，因为外围的混乱形相都是我自己的创造。我创造了伤痛。我创造了苦难。我创造了战争。我创造了饥荒。我创造了疾病。我创造了死亡。当我在那些我判定为邪恶的事情当中，看见隐藏的 Ascendant 的完美时，那一刻，所有地球上的城墙都塌了下来，灰飞烟灭。

城堡内的教诲非但没有遭混乱的怒海吞噬，反而往外扩张，涵盖了全个宇宙。

换个说法，我记起整个宇宙都是我早前的创造。而所有地球上的城堡，就像镶在神对我完美的爱这皇冠上的珍宝，也同样是神对你和所有其它人的完美的爱。

带来自我证悟的技巧，跟自我证悟是两回事。假使生命会在好坏或生死之间被分割开来的话，那么没有一个城堡值得我们付出那个代价。如果没有认识到潜藏于造化之下的真理，那么 Ishayas 这套完美无瑕的 Ascension 科学的也不值

一文。对所有人来说，收集技巧并不是办法 。唯有直接经验
实相才足以把我们从死亡中解放出来。

　　唯有完全彻底的开悟，才会满足一个灵魂对生命的追求。

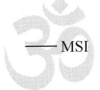

——MSI

没有人是一个孤岛，完全与人隔离，每个人都是大陆的一片
土地，是整体的一部份；一块泥土被大海冲走的话，欧洲就
变细小了；少了一个海角也是一样；少了你朋友的庄园或者
你自己的庄园也是一样。任何人的死亡，也减损了我，因为
我属于全人类。因此，别问钟在为谁而敲。它为你而敲。

　　　　　　　　　　　　　　　　　　　　——约翰．唐尼

附录

七个球体:
二十七个 Ascension 技巧

Ascension 的进步速度，是由个人自己掌握的。

对那些进展快捷而顺利的学员来说，迅速地学习最初四个球体的十六个技巧——每两星期可以学一个新技巧——对他们会很有帮助。那些一心想要成长的人，他们连最后三个球体的进阶和微妙技巧也可以快速地得到。最后的分析是，进展完全取决于个人的意愿，也取决于个人希望提升到完全发展的意识状态的成长速度。

一. 压力根源

1.《赞美》 赞美 Ascension Attitude 纠正现代世界的基本压力，就是认为自己的生命*有些地方不妥*。单单用这个 Attitude 已经足够使我们完全开悟。不过，由于大多数人毕生习惯了被压力绷紧和分裂的心智，所以通常需要更多技巧来达到完美的成长。然而，第一个 Attitude 本身已经圆满，而且对转化生命最粗糙层面的信念和批判，往往是最有用的技巧。这个 Attitude，可以在日间或者夜间任何时间使用，也可以在我们面对生命进展不如理想的时候使用。

2.《感恩》 感恩 Ascension Attitude 在转化现代生命的压力根源方面，具相近威力。这个技巧的焦点是客观世界；这技巧是为了疗愈所有对身体和外在宇宙的错误信念和观念而设计的。它是一条万能钥匙，用来解开对身体的限制、疾

病和死亡的信念；同时也是精通驾驭外在世界的首个阶段。这技巧对疗愈各种疾病的帮助无法估量。

3.《爱》很多人都会认为爱 Attitude 是首三个技巧中最甜美的。它是为了疗愈所有我们跟 Ascendant 的关系的错误观念而设计的。我们在人类生命三个主要领域：主观、客观和灵性方面，各积存了限制性的信念和批判。首三个 Attitudes 携手合作，足以清除所有这些限制。这三个 Attitudes 足够使任何人攀向开悟。更多技巧是为了加速成长。

4.《慈悲》第四个技巧净化个人跟所有其它人类和动物的关系。当我们完全精通地掌握到意识时，人生也就变得所向无敌；这是以无公害为基础（在古籍中，无公害称为 ahimsa。当我们精通掌握 ahimsa 时，没有生命会与我们为敌，或者蓄意伤害我们。）当慈悲完全发展时，无公害便确立了，这也是第四个技巧的自然附带结果。站在 Ascendant 的立场，对普世的大慈悲是开悟的必备条件。只有那些证实自己不会滥用力量的人，才配拥有万物之门的钥匙。

首四个技巧已经足以建立永久意识状态，可是进步的速度会比较慢。定时练习 Ascension 的结果，是身体的压力减少了，心智也变清晰了，我们自然渐渐想要学习更有威力，更微妙的技巧。每一个球体的技巧，都比之前球体的更大：每一个球体都比前一个球体更微妙，威力更强。借着修习这些球体，经验、感知和知识都会如螺旋般上升而增加。

进阶球体的其中一个功能，就是开发身体里面的微妙能量中心，古老典籍称这些中心为脉轮（在西方，字面意思是

「火轮」）。脉轮好比散布在脊惟上的宝石，由底部起上升至头顶中心。要完全开悟，我们需要发展这七个能量中心；*Ascension* 提供一个不费劲而效果相当好的方法来办这件事。

脉轮在身体里面的位置，对应脊惟上的主要神经中枢。脉轮控制荷尔蒙分泌、血液循环调节、血压、呼吸、血糖水平、神经肌的兴奋性、内分泌，以及其它功能。在西方，医术的传统双蛇杖符号就保留了对脉轮的记忆：

打开的鹰翼代表完全发展的意识，最高程度的开悟，就在头顶的脉轮。柱杖代表中脉 *sushumna*，脊柱里面的管道；生命能量就是依这条管道而上，带来开悟。两条蛇代表游走中脉的两条微妙通道，左脉 *ida* 和右脉 *pingala*。左脉右脉的相交点，就是脉轮的位置。左右脉发自脊惟底部，止于第六轮，头颅中心。右脉色白，负载阳性能量和日间力量。这能量朝理性提升我们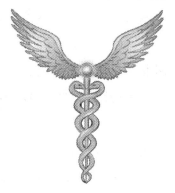的意识。左脉色黑，负载阴性能量和夜间力量。这向下的力量把我们带向无意识，让我们经验到身心修复和直觉。一般人的生命能量，主要沿着左脉和右脉流动，给感官和维持幻像世界的觉知机能提供能量。当一个人在开悟中觉醒后，能量才会完全而彻底地经中脉而上。这时候，脉轮就会改变置向，由本来的向下而向外，变为向上而向内。

脉轮把意识连接到身体。在醒着状态，心智一片混乱：每日最少100,000个不协调的思想跑过每个人的脑海，其中不少

是互相矛盾的，又有不少是在想着没用或不可能的欲望。身体尝试响应这些混乱思想模式；但由于这根本不可能办到，所以我们生病、器官退化、衰老，最后死亡。每日，我们大部份精神力量，就是白费在这些自毁性的运作方式上。一旦心智从这100,000个思想的根源——习惯性信念和判断造成的自卫、情结和难以控制的瘾性行为——之中解放出来时，完整意识的能量就会由脊椎升起，活化七个脉轮，带来内心的宁静、*Ascendant* 的完美觉知和永恒的喜乐。

二．宇宙

5.《太阳》 太阳 Ascension Attitude 的功能是唤醒人类意识的最高功能：顶轮，位于头顶的千瓣光之莲花——第七脉轮。彭坦加利大师，即《瑜伽经》（大约五千年前）的作者，描述精通太阳 Attitude 的结果为获得「宇宙领域的知识」。宇宙领域指七个存在的层面或光芒，包围和渗透着我们的名相和形相宇宙。精通太阳技巧，使我们能分别地和个别地对这些层面有完整的知识。它也是个强力工具，帮助我们培养合一意识，人类开悟的最高境界。精通太阳的连结能打开通往众因果世界之门，那是离世时的目的地。我们称之为「圣贤之道」。

6.《月亮》 月亮 Attitude 发展第六脉轮——*Ajna*，即「第三眼」——的直觉能力。彭坦加利描述精通月亮技巧的结果，是掌握穹苍的完整知识。这个技巧的另一个效果是发展 Soma，即宇宙的胶水。Soma 开发天界的感知——开悟第二阶段，即 Exalted 意识的标志。在古藉中，月亮被称为

「Soma 的大缸」，因为当我们把意识专注于月亮时，身体自然会产生 soma 分子。精通月亮连结为慕道者打开大门通往德行世界、先贤的天堂、众神之道；离世时由这连结离开，会去到星际的领域。这连结较太阳连结为次等，分别在于开悟程度的差异。在永久意识状态和 Exalted 意识状态离世的人会达到「众神之道」；合一状态离世的人会达到「圣贤之道」。

7.《地球》第七个技巧的作用是促进觉知的移动，对培养合一状态至为重要。它也是为消除个人和宇宙最后一道阻隔而设计；它与爱 Ascension Attitude 互为表里，两者合起来便完整了。它也保护我们免受所有意外。地球 Attitude 创造了更微妙层次的观照，是永久意识状态的标志；也协助发展 Exalted 意识状态的天界感知。是开悟的第二阶段。

8.《和平》第八个技巧帮助我们与所有的相对造化建立和平关系，从而稳定无公害。这技巧也有另一个效果，便是巩固个人与万有根源最重要的关系：即是有限的小我臣服于无限之下。这技巧的效果也巩固个人与 Ascendant 唯一的正确关系；这样的关系会自然地导致更快的进展速度。这技巧也是实现所有愿望的能力的关键，也是显著地发展天界感知的钥匙。

三．ASCENDANT 的主体

9.《美》 第九个技巧让修习者经验 Ascendant 最重要一面的实相。它也发展 Soma 和天界的感知。当我们完全精通这技巧，便永久证入第二阶段开悟。

10.《光》 第十个技巧专注于第六脉轮的内瓣，培养完美的直觉。精通这个 Attitude 给我们带来一切能被知道的完整知识，确保永久意识状态。

11.《力量》 这个 Attitude 的应用培养出疗愈慕道者本人或任何人的任何疾病的能力。它也发展天界的感知和 Exalted 意识状态。

12.《寂静》 第十二个 Attitude 稳定无限觉知的不动性，和进一步建立跟 Ascendant 至尊质量的关系。它也有助打开位于脊椎底部的底轮，即第一脉轮 Muladhara。

四．爱的主体

13.《精通》 第十三个技巧帮助修习者完美地精通身体和世界。它跟第十一个技巧相辅相成，帮助带出疗愈身体的全部能力。彭坦加利说，完全掌握这个 Attitude，就会让我们获得所有身体系统的完全知识。这个 Attitude 开发第三脉轮，脐轮 Manipura。

14.《权能》 第十四个技巧精通愿望。在最后发展阶段，它带来显化所有话语的能力：任何说的都会实现。这技巧开发第五脉轮，喉轮 Visuddha，位置在喉咙底部。

15.《中心》 这个 Attitude 发展天界的感知、Exalted 意识状态、第六脉轮 Ajna 的外瓣和持续地察觉 Ascendant 最重要方面的觉知。它也发展精炼的能力来运用思维，和稳定直觉的力量。

16.《无敌》 第十六个技巧发展完美的爱的不变实相。这是第一个把觉知直接地应用到极重要的第四脉轮，即心轮 Anahata 的技巧。这技巧培养跟 Ascendant 的力量的关系，发展对 Ascendant 最精炼的质量的完整感知能力。这个技巧用来发展第二阶段开悟—— Exalted 意识状态，它的威力是十分强大的。

五．光荣

17.《光荣》 第十七个 Attitude 进一步精炼第六脉轮。它发展 Ascendant 的绝对质量 *Sat*，和把修习者的个体性连结到真理的完美本质。这个 Attitude 也借着加强与「众神之道」（月亮之道）的关系，来精炼第六个 Attitude 的发展。

18.《大乐》 第十八个 Attitude 发展中脉的全部功能，和进一步精炼第七脉轮：顶轮 Sahasrara。它藉着把修习者和无边喜悦连结起来，发展 Ascendant 的无上幸福 *Ananda* 质量。这个 Attitude 也借着加强与「圣贤之道」（太阳之道）的关系，精炼第五个 Attitude 的发展。

19.《生命》 这个 Attitude 打开通往肉体不灭的大门，也开发 Amrita，即长生不老的分子，以及跟性器官相关的第二脉轮 Svadhisthana。这个 Attitude 技巧是掌握精通本身的

精髓，因为当它完全地发展时，我们就能够移动自己无边的意识，去转化别人的意识。

20.《**智慧**》精通这技巧会稳定精炼了的合一意识，又称为全知。

六．启示

{注意：在学习这些技巧之前，高度精炼的意识水平是必须的。启示技巧直接地揭示了潜藏于现实底下的本质。}

21.《**连系**》精通第一个启示技巧带来这些圆满知识：灵魂跟 Ascendant 的连系、灵魂的质量和 Ascendant 的质量。

22.《**差异**》第二个启示技巧的设计，是由直接跃进 Ascendant 的心房而把尚余的有限个体性焚烧净尽。

23.《**特征**》第三个启示技巧能开发对 Ascendant 不同形相的无限光辉的感知力。

24.《**信心**》精通第四个启示技巧能开发关于信心的完整知识，和完美的一心不二注意力。

25.《**永恒**》第五个启示技巧能稳定对 Ascendant 质量中，意识 *Chit* 的最高程度觉知。

26.《**灵魂的细丝**》最后一个启示技巧发展 Sutra Atman ——所有灵魂的连结——的完整意识。

七．梵

27.《**遍在的光辉**》最后一个技巧把所有分裂的人格，在 Ascendant 中连合在一起，永久地建立合一状态。

第七球体亦包含第十八和第十九个 Attitudes 的进阶技巧。这些技巧合起来称为「不朽技巧」。

——MSI

开悟 enlightenment (英文版)

彭坦加利 PATAÑJALI 的《瑜伽经》
新的翻译及评注

彭坦加利大师所著的《瑜伽经》陈述了通往意识成长的技述性细节,是史上同类著作中最简明扼要的。此经对于修习者在意识全面发展过程中所产生的心理、情绪和生理改变提供了系统性和完全的解说。他的瑜伽经书的目的,是为了帮助*任何人*提升至人类的完美状态,而这个发展的过程就称为 Ascension,意思是从无知的局限中上升而超越。

第一道雷 First Thunder (英文版)
一个发现历险之旅

这部著作记述了第一位西方人造访一个称为 Ishayas 的秘密修士团的事迹。这个修士团由若望宗徒在完成《启示录》后创立。Ishayas 在他们的隐修院中保存着的,是一系列的技巧,用以帮助人深入自己本性之中的最微妙能量。这些技巧统称为 Ascension。《第一道雷》以历险小说的形式写成——它是对于 Ishayas 教诲的一个好介绍,亦同时是一个奇妙的故事。《第一道雷》是介绍 Ishayas 所教导的经验性技巧的最佳入门书籍。

第二道雷 Second Thunder (英文版)
寻找黑色 Ishayas

这部启发性的灵视式著作把对于时间、空间,和自我的观念扩展至多维度的意识界之中。故事里那些好比天神们的角色,他们所

面对的纷争和挑战，代表了我们分裂的人格中互相抗衡的一面。自我要得到治疗的必要性，透过格那王的任务表达了出来。

不死的舞者俄拉 *Orah the Deathless Dancer*
第三道雷 *Third Thunder*
第一册（英文版）

这部著作延续了由《第二道雷》所开始的灵视式主题，继续描写格那王的遭遇。在书中，格那回到从前的时空，于马坦特世界中与欧美拉相会。他在这里，竭力要完成他的第六个任务和找寻他所爱的。由伐连和他的阿蜀军队所代表的假我，与「唯一」不止息地争战，当中充满了紧张的斗争，叫人对这个故事难以释手。

背负供物的莎玛拉 *Shamara the Oblation Bearer*
第三道雷 *Third Thunder*
第二册（英文版）

这本《第三道雷》是第一册的姐妹篇。书中向我们介绍了「回归之路」。在此，莎玛拉和俄拉的两位兄弟一同起行，为要完成早在数千年前就开始了的一项任务。一项揭示了选择的任务：最终不再有分隔，假我重回自己应处之地而不再喧宾夺主。

「以启发性的灵视经验来说，重新定位要发生，须经个人先认清内里各种不同的人格：撇弃阻碍成长的部份，强化促进成长的部份，毁灭无用的部份，创造有用的部份。」

—— MSI

作者的话

「在时间凝结了的那一刻，两下心跳之间的空隙，一个完全地且永恒地与宇宙源头结连的生命，向我展现了他的知见。那是一份免费的礼物，是他和我的无限心智一次无言的联合。

自从那次不可思议的悬奇一刻之后，过了几年，我才开始明白它在我生命当中的意义，才开始记起那些很久以前曾知道却遗忘了的事。我是一个无限的存在。居于人身之内，我不断地经历 Ascendant，一天廿四小时如是。《雷》的系列就是解释这种意识状态的一个尝试，要描述这奇妙经历中的真实。」

——摘自《第二道雷》中的作者序

作者简介
Maharishi Sadasiva Isham —MSI
1949-1997

本来拥有幸福的婚姻和三个孩子，MSI 的生命于1988年经历了突变，因离婚而失去了工作、房子和财产。他视这些转变为征兆，认为他的生命实有另外一个目的；这就开始了他寻觅真理的旅程。

在喜马拉亚山中，他找到一个称为 Ishayas 的古老修士团（这旅程已编成故事，详见著作《第一道雷》）。他从他们那里学会了统称为「Ishayas 的 Ascension」技巧，也受他们所托，把这些技巧在这个有极大需要的时刻带来这世界。

凭着他对 Ishayas 教诲的委身承诺与奉献，现今已有一群合资格的导师，确立于传统的 Ishaya 传承之中。